使い捨てカイロで体をあたためるすごい!健康法

医学博士
松原英多
MATSUBARA EITA

はじめに

使い捨てカイロはスーパー、薬局で手軽に買うことができます。それを使っていろいろな病気や不快な症状を治すことができるのです。家庭で簡単にできる健康法としては、まさにうってつけでしょう。

本書は、基礎編・治療編・応用編・カルテという四つに分けて、Q＆Aの形でわかりやすくまとめてみました。

治療編・カルテは、自分の気になるところからでも、どこから読みはじめてもかまいません。応用編も同じです。

しかし、基礎編は必ず先にお読みください。使い捨てカイロを使う上での注意や、かしこい使用法が書いてあります。

それでは、今すぐためしてください。

松原　英多

〈目次〉

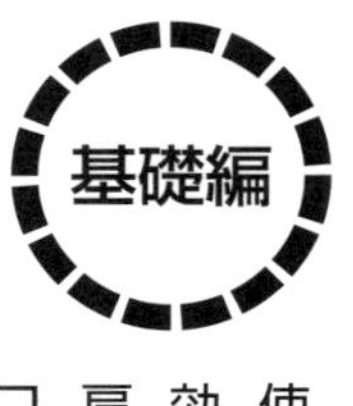

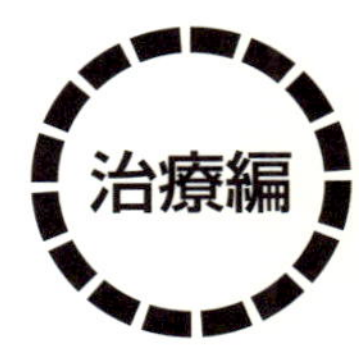
治療編

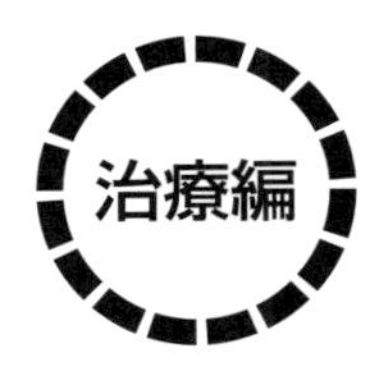
治療編

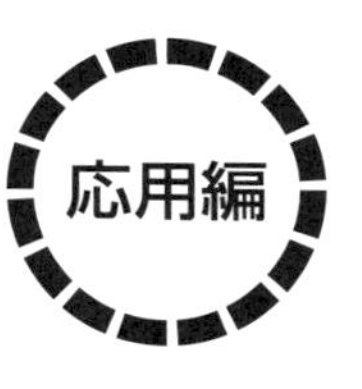

本文イラスト　山口　三男

この本の内容構成について

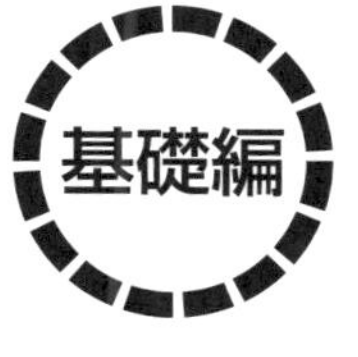

使い捨てカイロの使用法、注意、その他

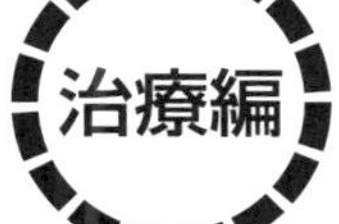

各症状別の解説

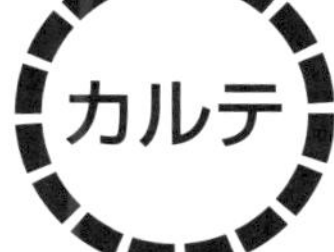

各症状別の当て方

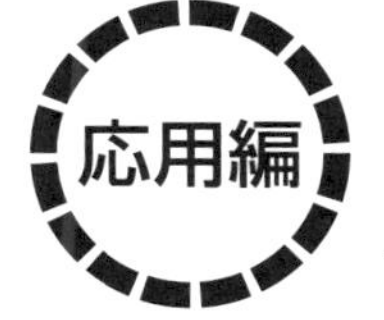

各症状別のさらに効果がアップする方法

《使い捨てカイロの注意事項》

★必ず、これを読んでから使い始めてください。

① 寝るときは使用しないでください。

② 低温ヤケドに気をつけましょう。熱いと感じたらすぐに使用を中止してください。

③ 同じ個所に長期的に使用しないでください。

④ 肌に直接貼らず、衣服の上から貼ってください。

(本文のイラストはわかりやすく説明するため、直に貼っているように描いています)

⑤ 「貼らないタイプ」のものは必ずハンカチや布などで包んでから肌に当ててください。

⑥ お使いになるカイロの使用方法・注意点・保存方法などに従って使ってください。

使い捨てカイロ法はきわめて簡単な治療法です。しかし、欠点がないわけでもありません。それは、低温ヤケドです。

使い捨てカイロはかなりの長時間、患部に当てなければ、効果がありません。短時間では、血行促進もなければ、鎮痛作用も生まれないのです。そして低温ヤケドは、低温でじんわり焼けるために、治りにくいことが特徴です。

幸か不幸か、使い捨てカイロと低温ヤケドは仲がよいのです。使い捨てカイロは当てれば気持ちがよい。つまり、低温です。また、使い捨てカイロ療法は、長時間でなければ、効果が不足します。でも、低温ヤケドは絶対に防ぐべきものです。

そこで、こんな注意をしてください。「貼らないタイプ」の使い捨てカイロはそのまま患部に当てずに、ハンカチ、ガーゼ、手拭いなどでくるんで当てるのです。さらに、時々患部の観察も重要です。あまり赤くなっているようだったら、いったん中止してください。

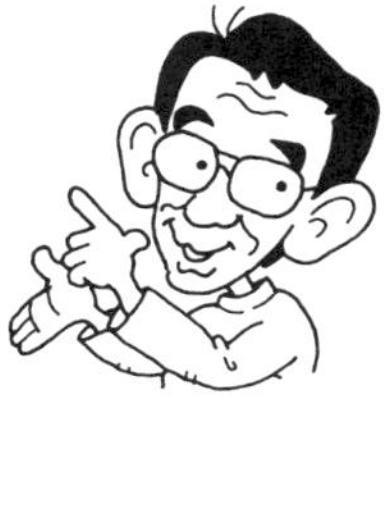

基礎編　効く理由

なぜ、使い捨てカイロは効くのですか？

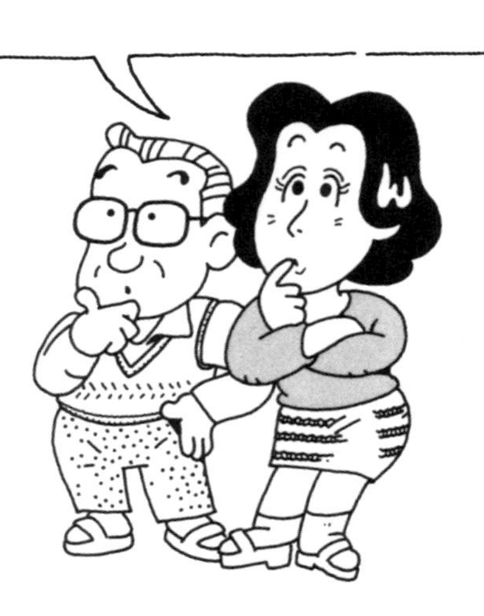

温めることは、医療の原点です。最古の医療といえば、手を患部に当てて治します。これも一種の温熱療法です。手を当てると、〝気〟やエネルギーが注入される。そして、温熱が加われば、血行がよくなります。豊かな血行は、まず栄養を補給します。同時に、発痛物質も病原物質も溶かします。溶かし切れなければ、押し流してしまう。これだけ条件が揃えば、病気の退散もうなずけます。

しかし、反対意見もあります。温熱といえば、お風呂です。お風呂に入っている間は、気持ちもよくて無痛。しかし、出ると、再び痛みだす。温熱によって神経は過敏となり、わずかな痛みでも感じます。だから、入浴がかえって痛みを増すのだ、と説明されます。

こうした反対意見をよくみると、入浴の温度と時間、さらには浴後の安静という、三つの条件がからみあっています。三つの条件がほどよくバランスがとれていれば、入浴という温熱療法は効果的です。でもバランスが乱れれば、かえって痛みが増すのです。

治療編　肩こり

ひどい肩こりで困っています。何かいい方法はありませんか？

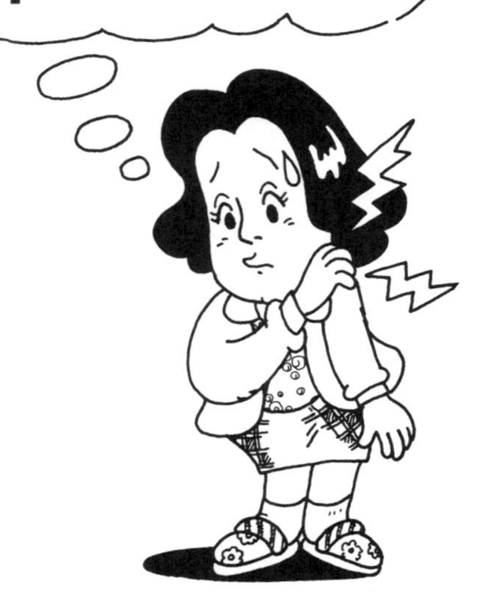

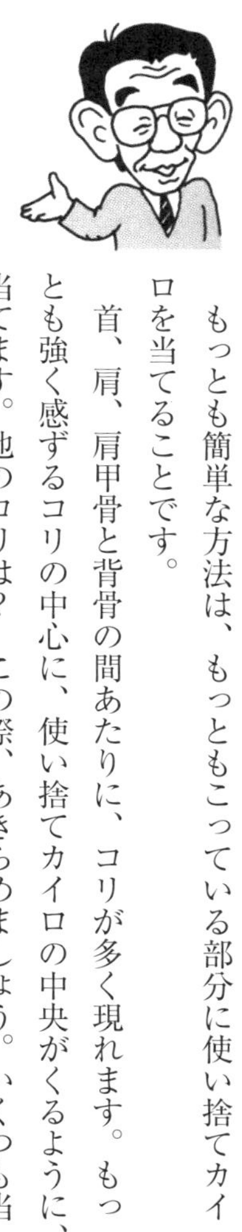

もっとも簡単な方法は、もっともこっている部分に使い捨てカイロを当てることです。

首、肩、肩甲骨と背骨の間あたりに、コリが多く現れます。もっとも強く感ずるコリの中心に、使い捨てカイロの中央がくるように、当てます。他のコリは？　この際、あきらめましょう。いくつも当てては、刺激が多くなりすぎて、かえって効果が落ちます。

でも、口でいうほど簡単じゃない。だって、自分で、自分のコリがわからない人もいるんですから。そこで、ひと工夫。

まず、自然体で立ちます。両手はダラリと下げたまま。めんどうくさがって、座ったままじゃダメ。立ったほうが、コリを感じやすい。また、両手の重さも、コリ発見の重要な手掛かりとなります。

この場合、ただ立っているだけで、腕や首は動かさない。立ったままで感ずるコリは、最大級のコリです。最大級のコリが解消されれば、二番目は自然に消える。一度おためしください。

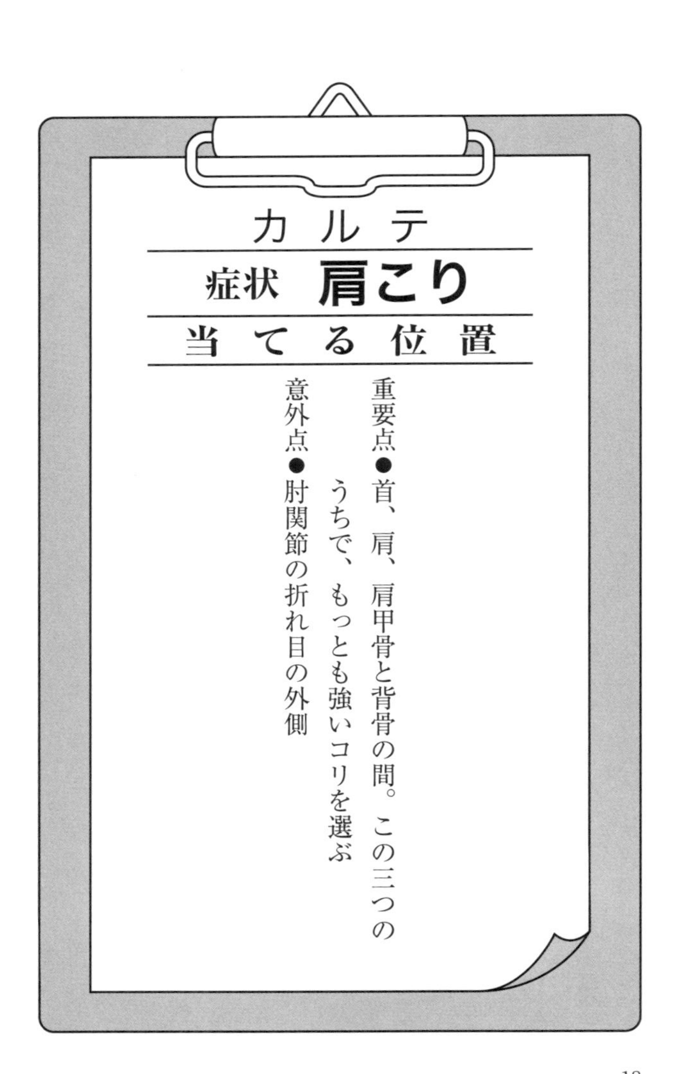
カルテ
症状　肩こり
当てる位置
重要点●首、肩、肩甲骨と背骨の間。この三つの
うちで、もっとも強いコリを選ぶ
意外点●肘関節の折れ目の外側

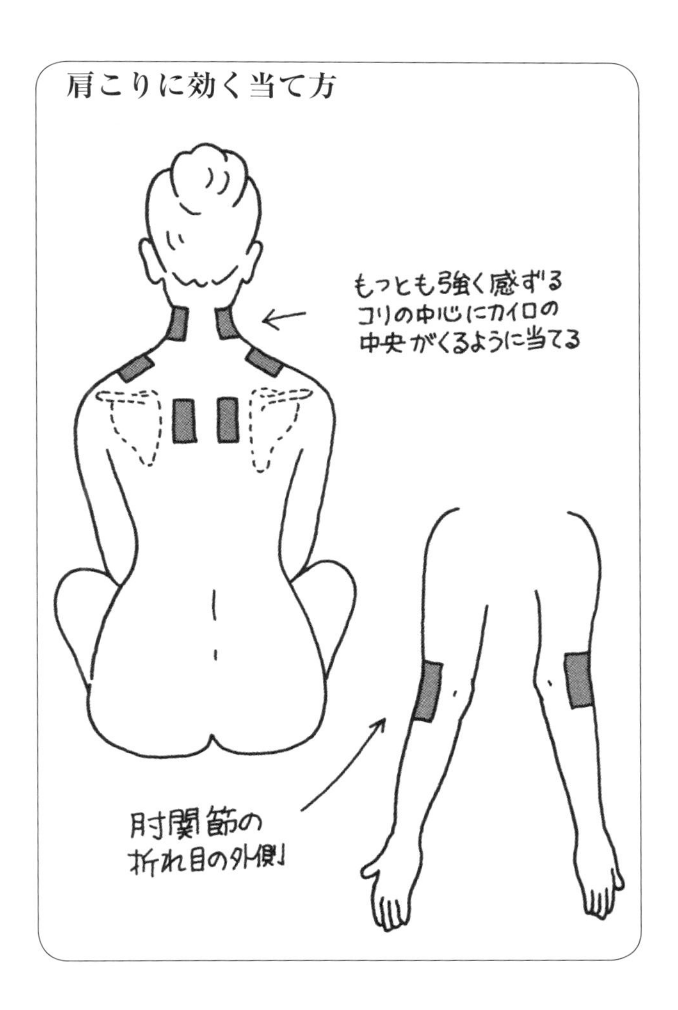
肩こりに効く当て方
もっとも強く感ずる
コリの中心にカイロの
中央がくるように当てる
肘関節の
折れ目の外側

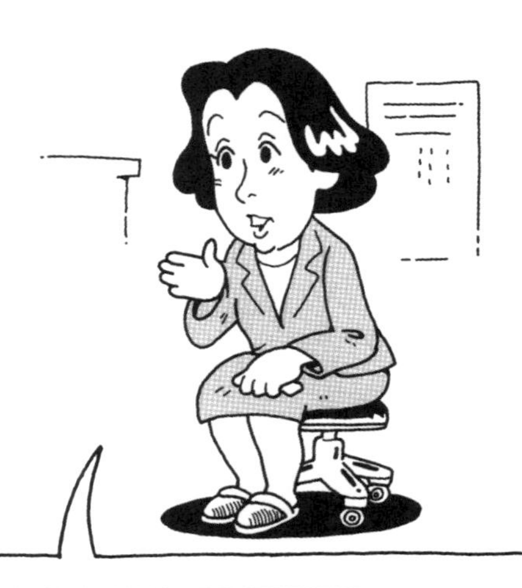

応用編　肩こり

コリをみつけるのにはどうしたらいいのでしょう？

じっとしていても、わかりません。

肩は、腕にも首にもつながっています。それだけ、運動量も多いのです。動かしてみて、はじめてわかる肩こりもあります。

では、肩を動かしてみましょう。最初は、首から動かします。

「腕からじゃ、いけないの?」。いいえ、首からです。首は肩と直結しています。「腕は直結していないの?」不思議なようですが、腕は直結していません。肩関節というジョイントが、肩と腕の間にはさまっているからです。

首を左右前後、ついでにグルグル回す。腕も同じように動かします。動かし方のコツは、ゆっくり優しく、そして大きく、いろいろな方向へです。

動かして、痛みやこわばりがあったら、そこで止めて、大きさのチェックです。もっとも強く大きいコリを、探すわけです。

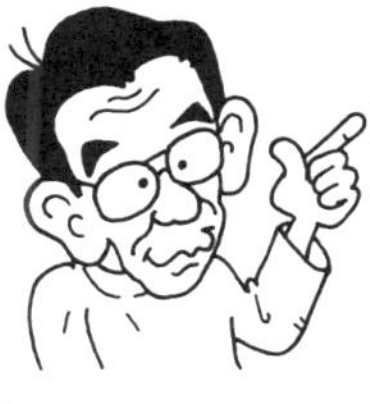

基礎編　肩こり

日本は肩こり王国ですって、なぜ？

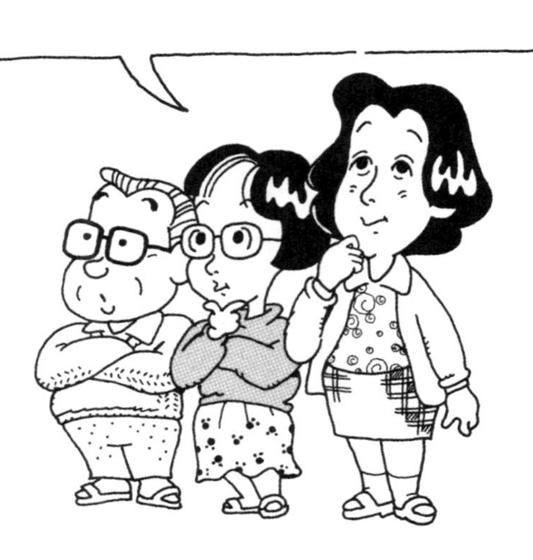

日本は世界に誇れる（？）ほどの、肩こり王国です。程度の差こそあれ、成人女性の九〇％が経験している、というくらいです。

肩こり王国の理由は、いろいろあります。

理由その一は、やはり体形でしょう。日本女性の体形的な特徴は、小さな骨盤と大顔病でしょう。

「小さな腰は柳腰」なんて、自慢にならないのです。骨盤は背骨の土台です。土台が小さく貧弱であれば、上にのる背骨も不安定。おまけに、背骨の先には、重い顔が（頭部）がのるのです。

貧弱な土台（骨盤）、不安定な背骨、そして五頭身的大顔。こうした負担は、すべて肩にかかり、こりまくることになります。

理由その二は、言葉の問題です。日本には、いい得て妙な、「肩こり」という言葉があります。欧米諸国には「肩こり」という言葉そのものがない。ないから感じない。欧米人が日本に住みつき、「肩こり」という言葉を覚えると、肩がこるというから不思議です。

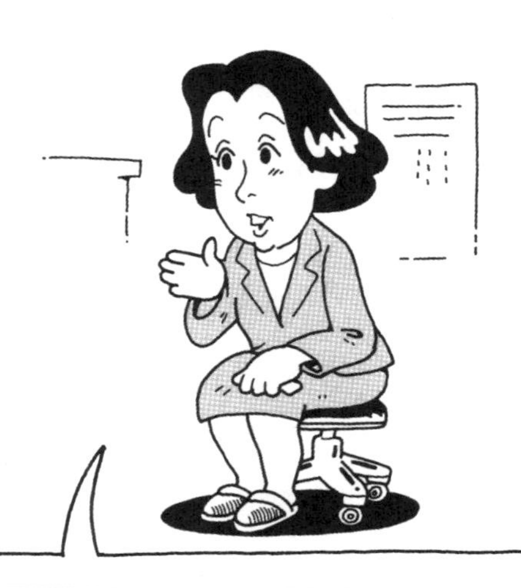

応用編　肩こり

狭心症のとき、左肩がこるといいますが、本当ですか？

本当です。ある器官や臓器に病気が発生すると、かなり離れた部分に痛みを感じます。これを、「関連痛」といいます。狭心症と左肩のコリは、もちろん「関連痛」関係です。左肩ばかりでなく、左腕、左背中という場合もあります。

関連痛には不思議な性質があります。関連痛を消せば、震源地（この場合は狭心症）の病気も消えてしまう。ウソのような話ですが、本当です。

この理屈を巧みに利用したものが、東洋医学の鍼灸の理論です。こっている部分や圧痛点めがけて、ポンとハリをうつ、灸をすえる。これだけで、内臓病まで治ってしまう。

さて、狭心症と左肩のコリですが、いますぐに使い捨てカイロを、コリ部分に当ててください。軽い発作ならすぐに消えます。また、コリの小さなうちに消しておけば、狭心症そのものの治療効果も、期待できます。

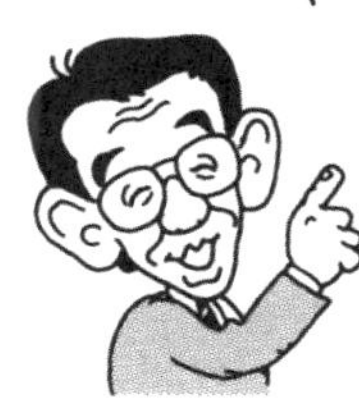

治療編　ギックリ腰

ギックリ腰で困っています。どうすればラクになりますか？

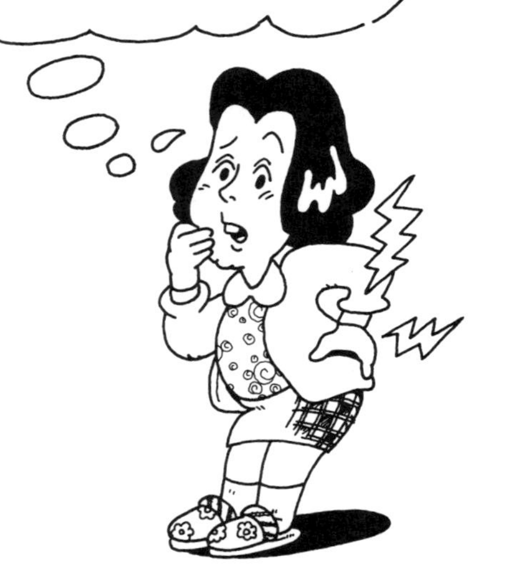

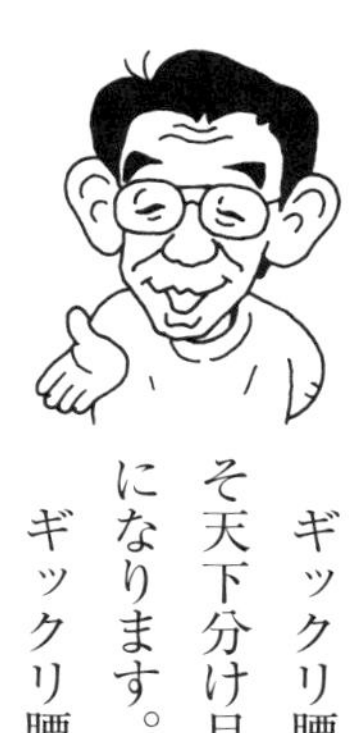

ギックリ腰は、急性腰痛の総称です。この時期の処置は、それこそ天下分け目。ちょっとでも無理をすれば、一生腰痛に苦しむことになります。

ギックリ腰の別名は「魔女の一撃」です。さすがの中年女性も、魔女には勝てません。ギックリ腰の妙薬は、一に安静、二に安静、三、四がなくて、五に安静です。

しかし、この「安静」がむずかしいのです。専業主婦ならば、家事がある。男性ならば、会社の仕事もあるはずです。日ごろはしたくない仕事。でも、「安静」と聞くとしたくなるから不思議です。とにかく体を動かす仕事は無視。ひたすら安静を守ってください。

安静といっても、イスに座って静かにしているだけでは、ダメ。ちゃんと床に入っての安静です。排尿・排便も、発作直後は床のなかでしたいくらいです。

「お風呂は？」ですって！　もちろん不許可です。

カルテ

症状　**ギックリ腰**

当てる位置

重要点●腰部の背骨の部分で、押すと痛む点。または骨盤の外側で、押すと痛む点。どちらかの、より痛む点を選ぶ

意外点●両側の膝の裏

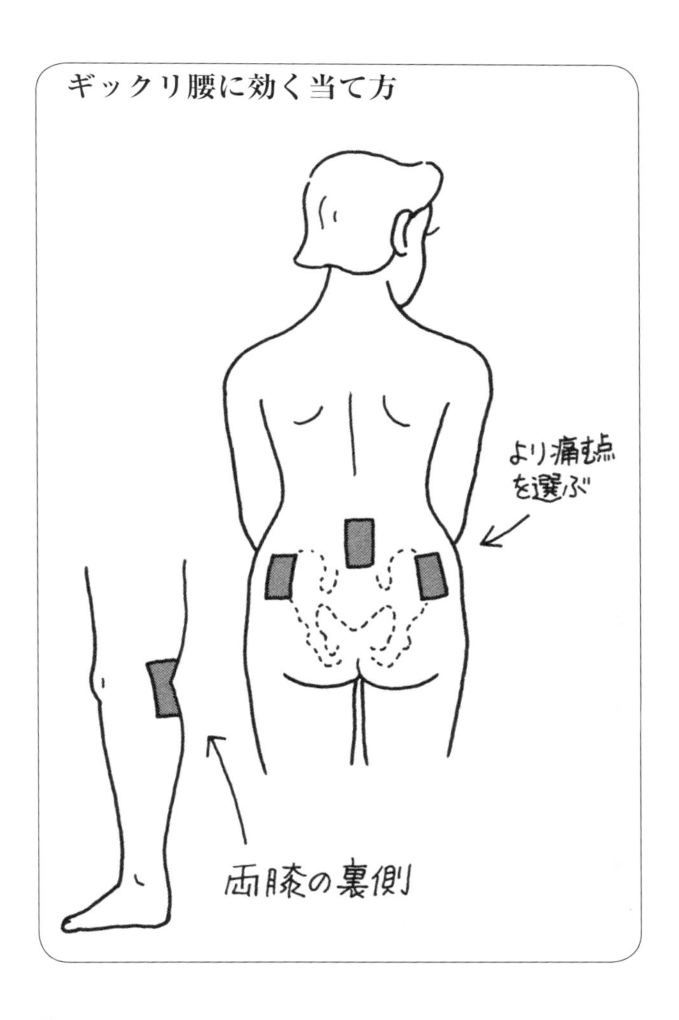

ギックリ腰に効く当て方

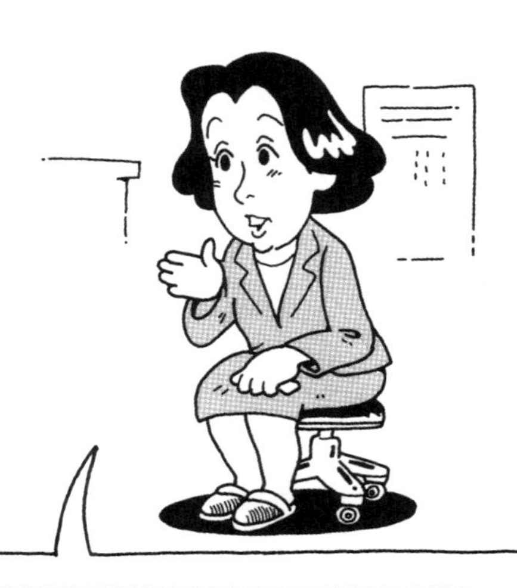

応用編　ギックリ腰

床のなかでもギックリ腰が痛みます。どうしたらいいでしょう。

そりゃ、寝相の研究が足りないのです。もっとも痛みの少ない寝相がベストなんです。

ギックリ腰は「魔女の一撃」。床のなかでも、うなり声とともに寝返りを繰り返す。でも、この「ゴロゴロ」が大切なのです。いつしか、ある寝相にいきつきます。

ギックリ腰の寝相は、きまって横向きでエビのように丸くなっています。この寝相がベストです。エビスタイルでは、腰の筋肉がゆるみ腰椎も広がって、腰痛のもっとも起きにくい姿勢になります。

エビスタイルはギックリ腰の基本形です。エビスタイルのままであおむけか、腹ばいになるのです。あおむけならば、膝の下に小枕を入れ、膝を持ち上げてのエビスタイル。腹ばいならば、オヘソ部分に小枕を入れての、腰上げエビスタイルです。

そして、エビスタイルのままで、何回も寝返りをする。こうして筋肉を自然にマッサージするわけです。

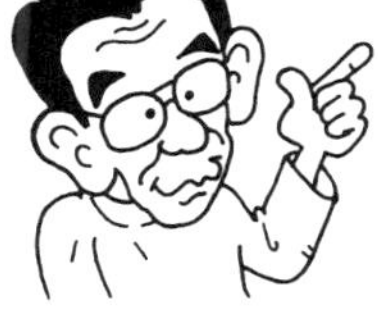

基礎編　コリ

コリってなんですか？

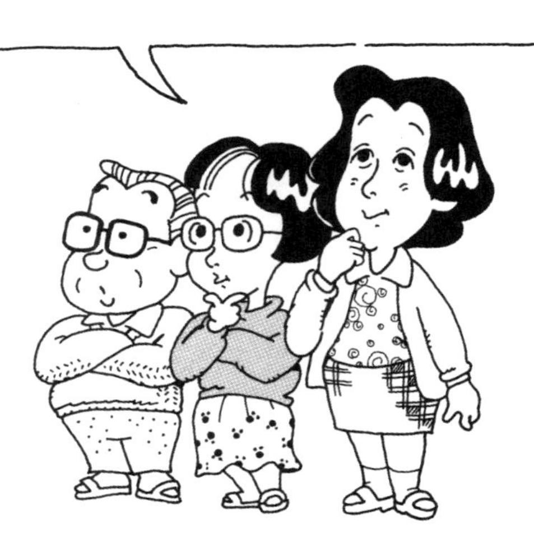

コリは次のように考えられています。コリが筋肉のなかから生まれることは、ご存知でしょう。筋肉は、数千本の筋繊維の集合体です。そして、筋膜という丈夫な袋に入っています。袋に入ったソーメンを想像してください。ソーメンの一本一本が筋繊維、そしてソーメンの袋が筋膜です。

コリが発生すれば、筋肉が固くなる。これは、一本一本の筋繊維が太く短くなって、筋膜一杯に広がったためです。中身のつまったソーセージみたいに、筋膜内は押しくらまんじゅうの状態です。

筋膜内で押しくらまんじゅう現象が発生すれば、血管は圧迫され、血行をさまたげます。血行が悪くなれば、筋肉は酸欠になります。酸欠になった筋肉はあわれなものです。本来の柔軟性はガタ減り。そして、コチコチの筋肉に変身します。酸欠が続けば、固さはさらに増して、重症のコリになるわけです。重症のコリは治りにくい。軽症のうちに、使い捨てカイロで治してください。

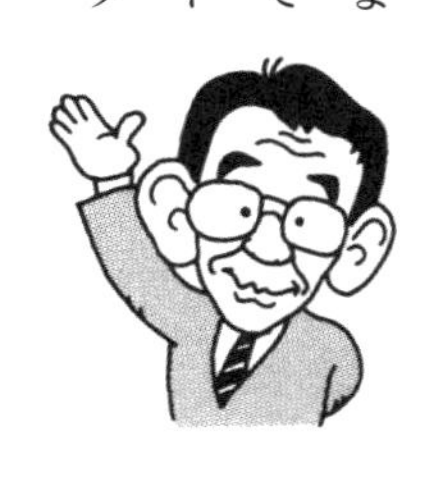

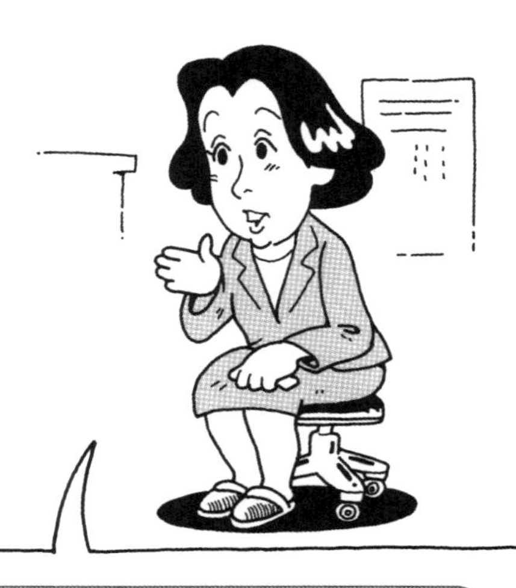

応用編　ギックリ腰

ギックリ腰のときは、いつからお風呂に入れますか？

お風呂は、腰痛にきわめて効果的です。昔から、湯治という治療法もあるくらいですからね。しかし、問題はタイミングです。
ギックリ腰でうなっている最中のお風呂は、いかなる理由があろうとも禁止です。
もっとも痛い時期がすぎ、壁づたいにでも、ひとり歩きできるようになったら、待望の入浴に許可が下ります。
入浴法は、もっとも痛い時期をちょっとすぎたあたりでは、さっと入浴、体も洗わない。
痛みもだいぶおさまれば、本格的な入浴療法です。基本は、ぬるめのお風呂にゆっくり入る。でも、お風呂のなかの運動は禁止。お風呂のなかでは、浮力も手伝って体を動かしやすい。調子にのって動かしすぎると、またまた痛みだしますよ。
入浴後は、ベッドに直行して安静第一。動きすぎれば、必ず痛みが再発します。

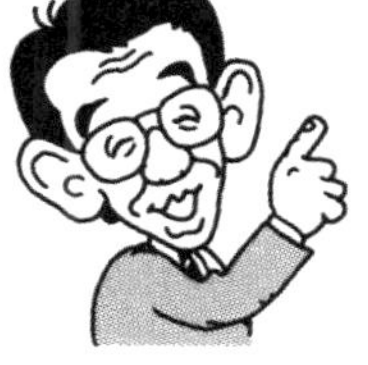

治療編　慢性腰痛

慢性腰痛で苦しんでいます。ラクになる方法は？

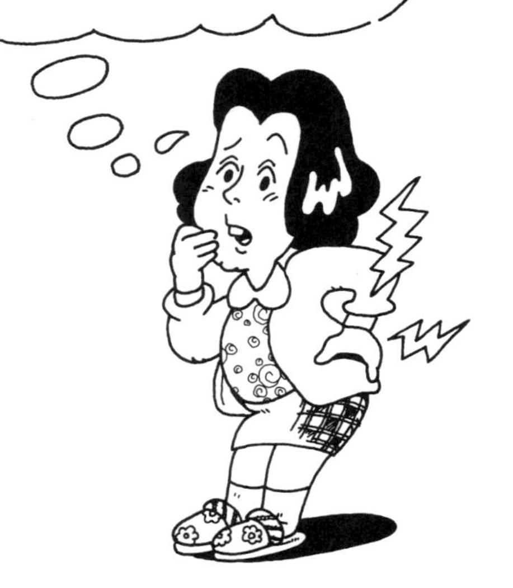

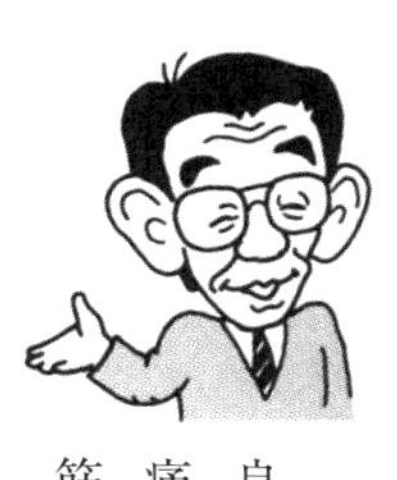

慢性腰痛は、不良姿勢から生まれる腰痛、といわれています。不良姿勢では、背骨の周囲の筋肉に疲労が多い。疲労が多ければ、腰痛も起こりやすくなるのです。この点、正しい姿勢とは、背骨にも筋肉にも優しい姿勢なのです。

では、正しい姿勢とは、自然体で立ち、つま先に軽く体重をかける。これだけでＯＫ。つま先に体重がかかれば、骨盤が前傾する。前傾の骨盤の上にのる背骨は、正しい生理的湾曲を保てます。

しかし、生活のなかには仕事がある。無理を承知で、悪い姿勢もつくります。こうした無理が腰痛を生み、治りにくくするのです。

無理な姿勢の代表が、中腰の姿勢と膝の伸ばしすぎです。重い荷物を持ち上げるとき、荷物はからだの近くで持ち、膝を軽く曲げ、そして持ち上げる。長時間の立ち仕事では、低い台に、片足をのせる。あぐらより正座、腹ばいより横向き、ソファーより固めのイス。こうして中腰の姿勢と膝の伸ばしすぎを予防します。

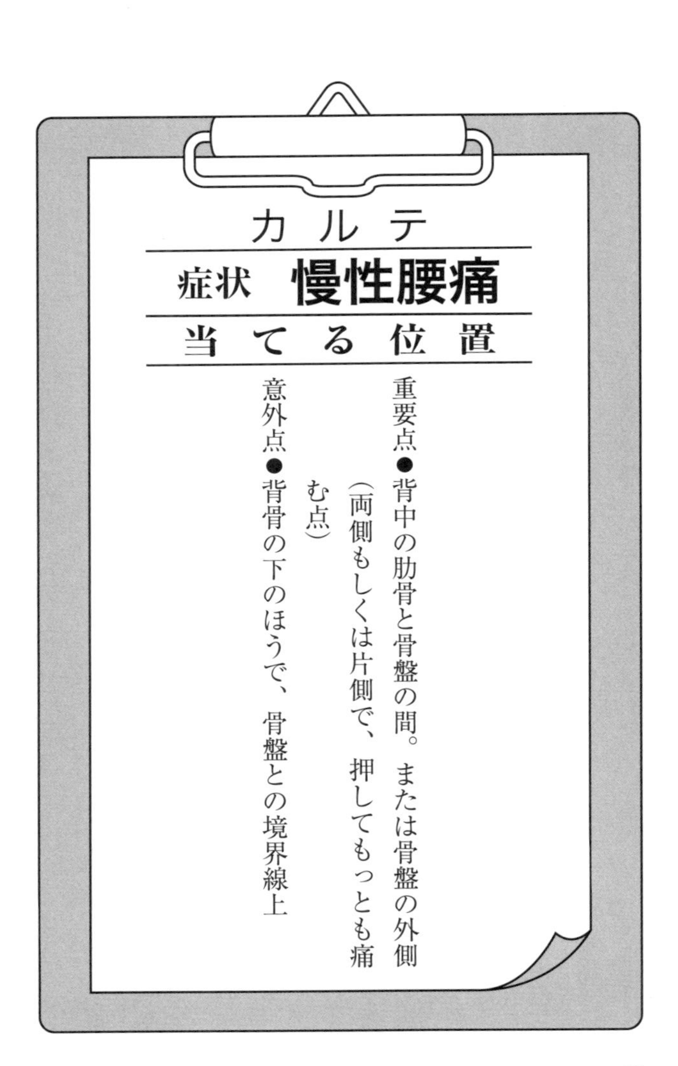

カルテ
症状　慢性腰痛
当てる位置
重要点●背中の肋骨と骨盤の間。または骨盤の外側（両側もしくは片側で、押してもっとも痛む点）
意外点●背骨の下のほうで、骨盤との境界線上

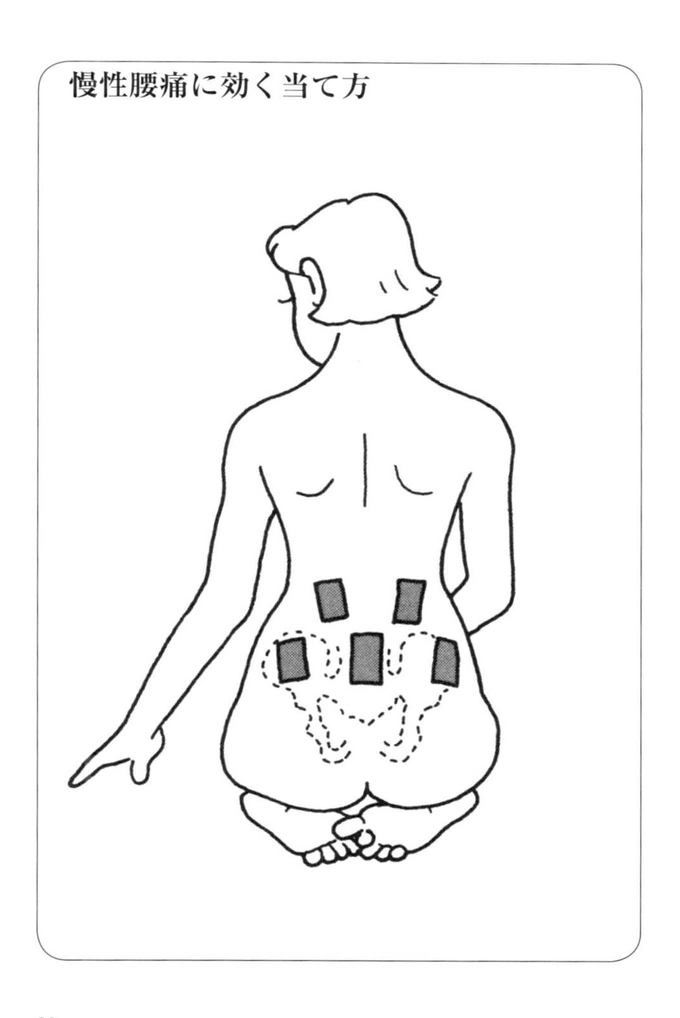

慢性腰痛に効く当て方

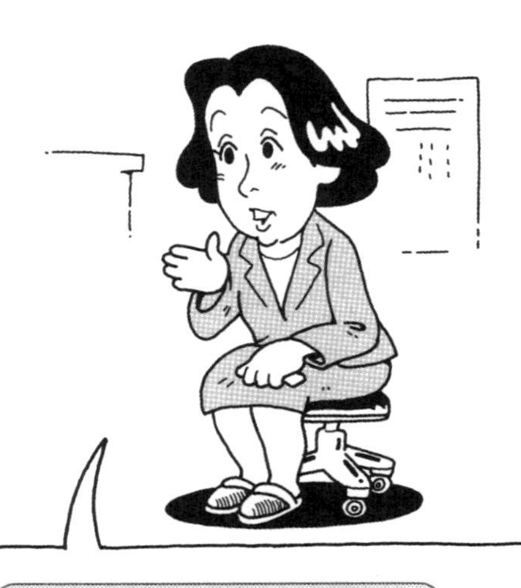

応用編　腰の痛み

朝起きるとき、きまって腰が痛みます。

朝起きる。腰が痛い。それでも動く。気がつくと、痛みが消えている。ところが夕方、また痛みだす。こうしたパターンは、変形性脊椎症やリウマチ性多発性関節炎の特徴的なものです。

人間は動物ですから、動きます。動くことが、一種の筋肉マッサージとなるわけです。そこで睡眠。睡眠中は、いくら寝相の悪い人でも、昼間ほどには動かないでしょう。

つまり、筋肉が寝こってしまうのです。寝こったままで、朝起きだす。腰ばかりでなく、節々が痛んで当然です。

対策として、目覚めたとたんに起きだしてはいけません。起きだす前に、必ず寝床体操をしてください。方法は、体中の筋肉を伸ばしたり縮めたり、さらにはひねったり。特に痛む部分（たとえば腰）は、入念に柔軟体操をします。

夕方の痛みは、疲労性のものです。作業途中の休息を心掛けてください。

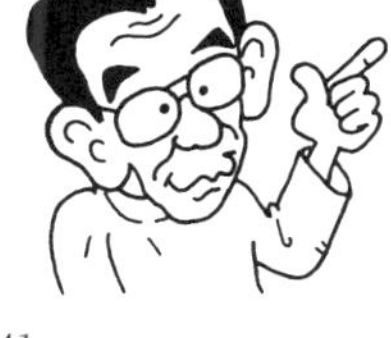

基礎編　使い捨てカイロ

使い捨てカイロは、痛みを止めるだけではないのですか？

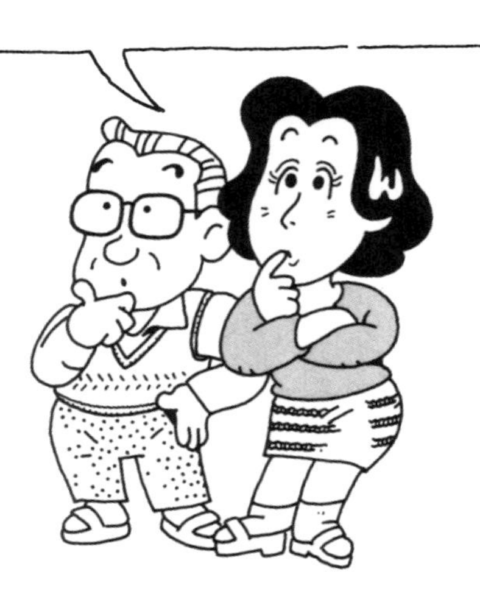

使い捨てカイロを当てれば、痛みが止まる。実は、ここが大きいのです。

ある原因によって痛みが発生する。すると、筋肉は痛みのために、縮みあがります。筋肉が縮みあがれば、筋肉内を走っている血管が圧迫される。結果として血行障害が生じます。

血液には、ご存知のように、栄養補給と老廃物の除去という、二つの大きな働きがあります。炎症によって痛めつけられた組織。そこに大切な血液がやってこなくなれば、炎症はさらに拡大します。そして、新たな痛みを生むのです。

こうした痛みを「阻血性疼痛」といいます。ですから、第一の痛みを消すことは、痛みをラクにするばかりでなく、第二の阻血性疼痛の予防にもなるのです。

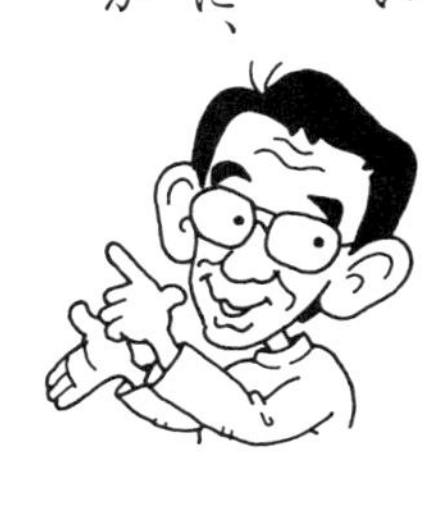

治療編　膝痛

階段を下りるとき、膝が痛みます。どうしてですか？

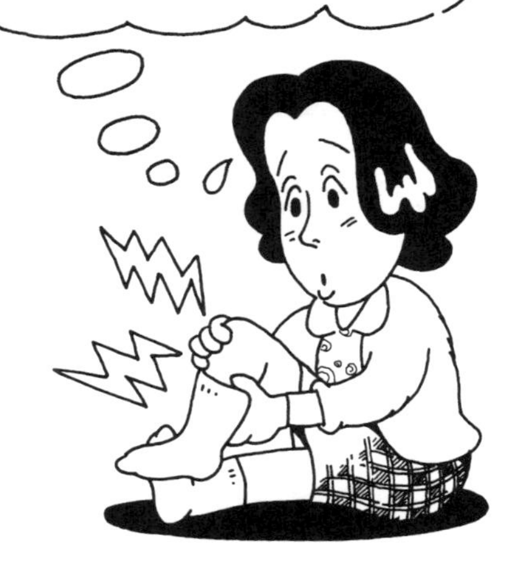

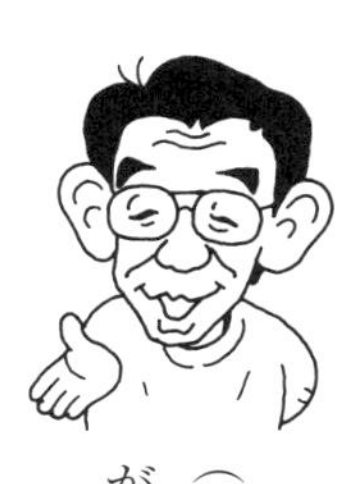

勇猛果敢、バーゲン会場では、泣く子も黙らせるオバタリアン（中年女性）も、階段前では弱いのです。下りるにも上るにも、膝が痛む。手すりの全体重をかけて、エッチラオッチラ。
膝痛は、オバタリアンの泣きどころでしょう。正体は、変形性膝関節症という、膝の老化病です。
①足を伸ばすと、膝の下に隙き間ができて手のひらがラクに入る。
②両足をそろえて立つと、少しO脚気味。
③階段は上るときより、下りるときのほうが膝痛が強い。
④慢性的な腰痛がある。
⑤肥満気味。
五問のうち、二つ以上の「イエス」があれば、変形性膝関節症と考えてよいでしょう。
オバタリアンを泣かす膝痛も、早期発見治療が肝腎です。少しでも疑いがあれば、訓練治療（応用編　膝痛）を開始してください。

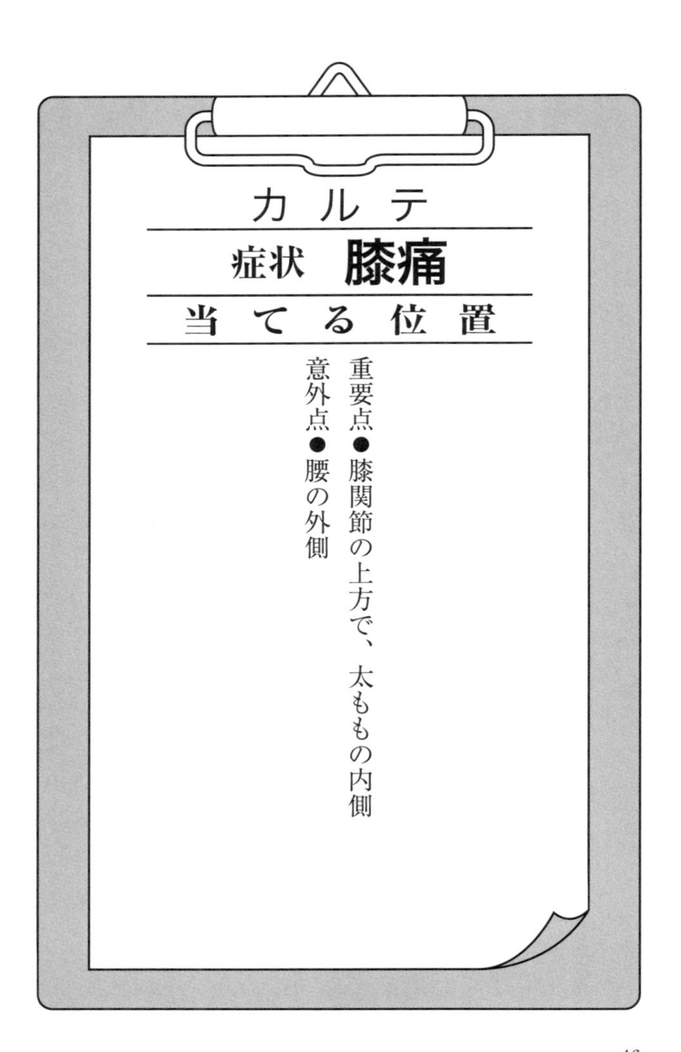
カルテ
症状　膝痛
当てる位置
重要点●膝関節の上方で、太ももの内側
意外点●腰の外側

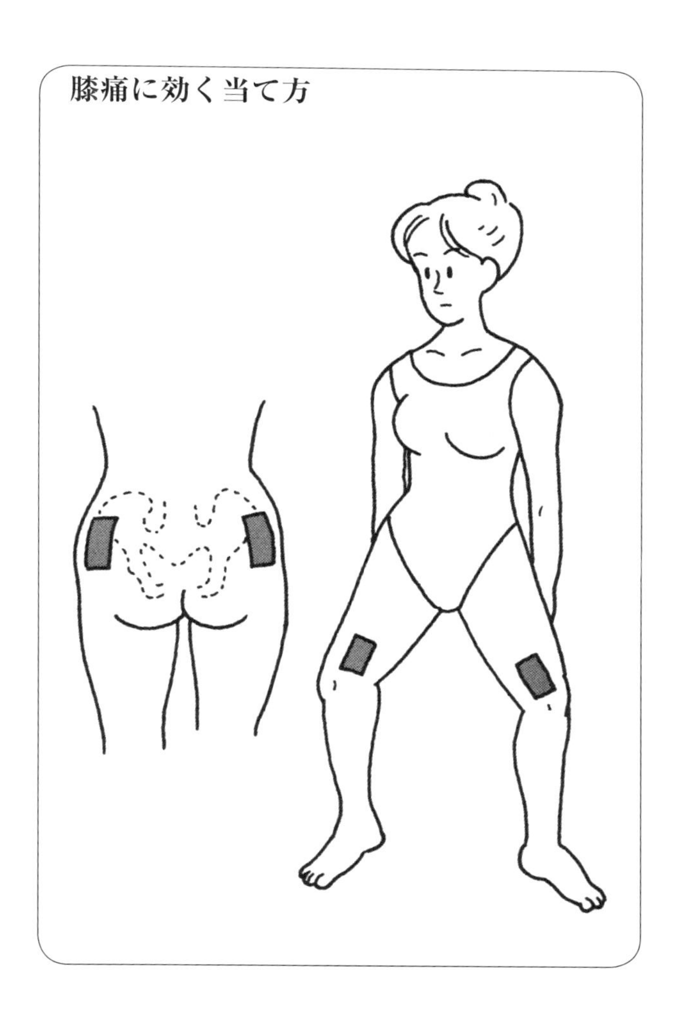
膝痛に効く当て方

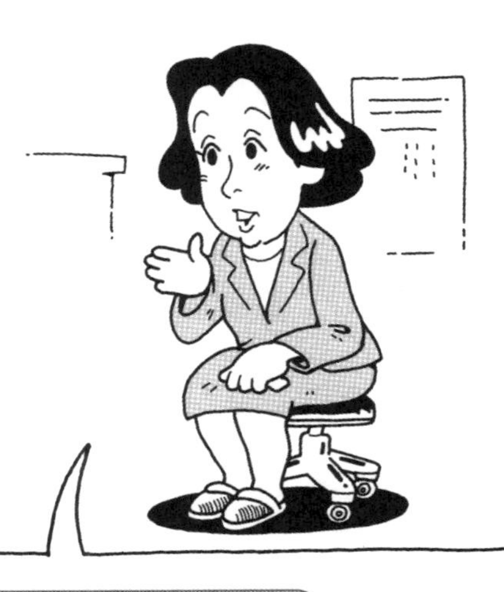

応用編　膝痛

膝痛退治のための、大腿筋の訓練法を教えてください。

重い体重を支えるには、関節周囲の筋肉群（大腿四頭筋）が、重要な働きをしています。そして膝痛退治には、大腿筋群の訓練が早道です。鍛えた筋肉が、弱った関節の代用をするのです。

訓練その一　まず、一キロくらいのおもりを用意して、足首につけます。古いパンティストッキングのなかに、お米を入れるとよいでしょう。おもりを足首につけ、イスに座る。五つかぞえながら、ゆっくりと膝を伸ばす。伸びきったところで、膝に力を入れてもう一度伸ばす。そのままの姿勢で一〇かぞえ、ゆっくりと元にもどす。

訓練その二　あおむけに寝た姿勢で、足首を直角に曲げ膝を伸ばす。そして、両足をゆっくりと上下運動します。おもりはつけません。

訓練その三　あおむけに寝たままで、膝、足首、つま先の順に力を入れて伸ばしてゆく。伸びきったところで、息を止めて静止。一〇かぞえたら、ゆっくり力をぬく。各訓練は片膝一〇～二〇回、毎日行ないます。

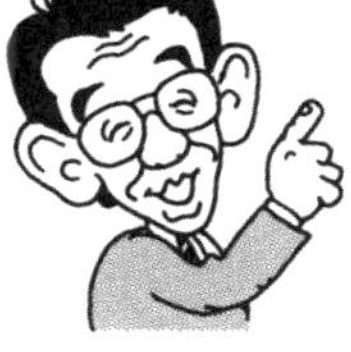

基礎編　当てる時間

使い捨てカイロを当てる時間は？

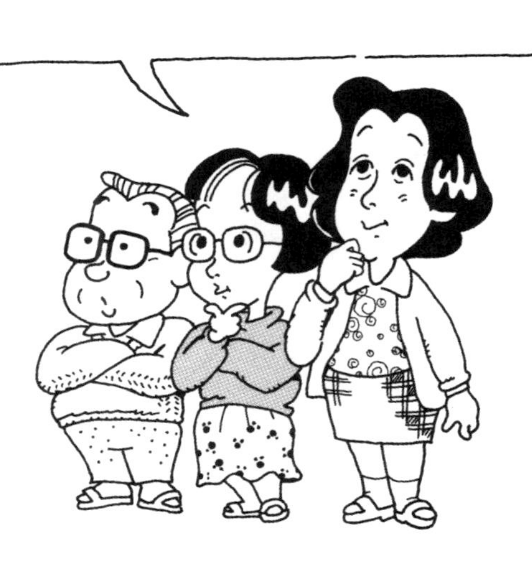

使い捨てカイロの効果は、長時間であればあるほど効果的です。短時間では、どうしても効果不足です。

最近の使い捨てカイロは、メーカーでも研究改良を重ねて、長時間の温熱効果があります。感覚的な差もあるでしょうが、七~九時間以上も、温かいようです。なかには、二四時間後でも、かなりの熱量を感ずるものもあります。

使い捨てカイロは、「強い刺激で短時間勝負」には不向きです。しかし、弱い刺激でも、じっくり長時間におよべば、〝短時間で強い刺激〟に勝る効果があるのです。

正しい位置に当てて、長時間じっくりと温める。これこそ、使い捨てカイロの本領が発揮できるというものです。

低温ヤケドさえ防止できれば、二四時間当て続けても、副作用はないようです。

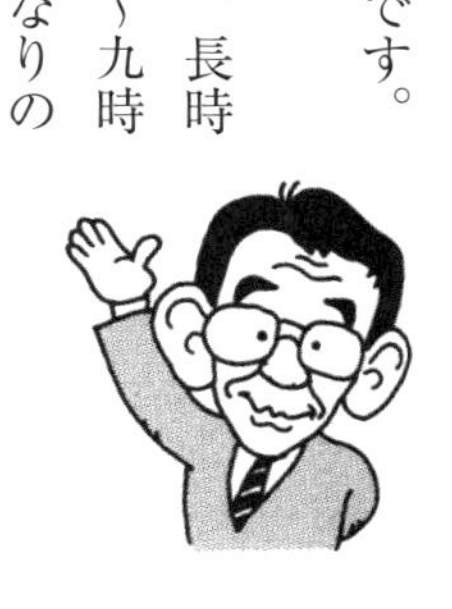

治療編　坐骨神経痛

坐骨神経痛で苦しんでいます。何かいい方法はありませんか？

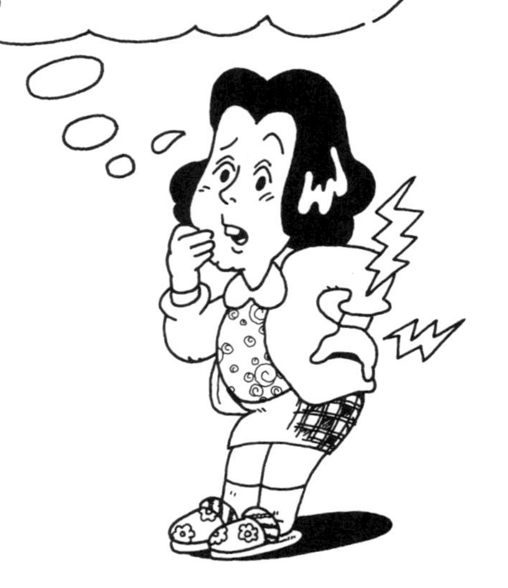

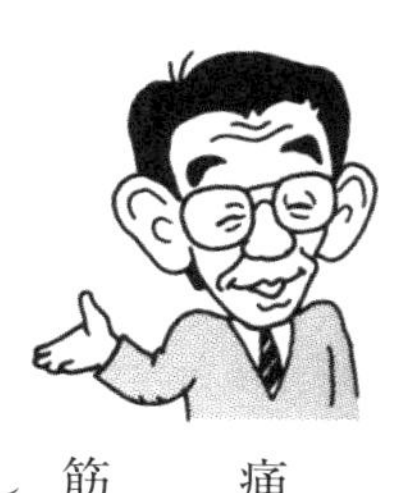

坐骨神経痛は、たいへんつらい病気です。歩けば痛む。冷えれば痛む。じっとしていても痛む。

追い打ちをかけるように、痛みは痛みを生むのです。痛ければ、筋肉は縮みあがります。縮むついでに血管を押しつぶす。血管が押しつぶされては血液も流れません。血液が流れなければ、酸欠となって、阻血性疼痛という新しい痛みをつくりだすのです。

つらい坐骨神経痛には、根性と症候性の二つがあります。

腰椎に故障があって、たとえば椎間板ヘルニアのように、神経の根の部分が圧迫されて痛むものが、根性です。

一方、腰椎の故障はほとんどゼロで、圧迫がまったくなくても痛むものがあります。腰椎の故障はほとんどゼロだから、原因がなくて、症状だけ。そこで症候性坐骨神経痛と呼ばれます。

根性にせよ症候性にせよ、坐骨神経痛は腰痛に発展することが多い。ですから、腰痛の前兆とも考えてください。

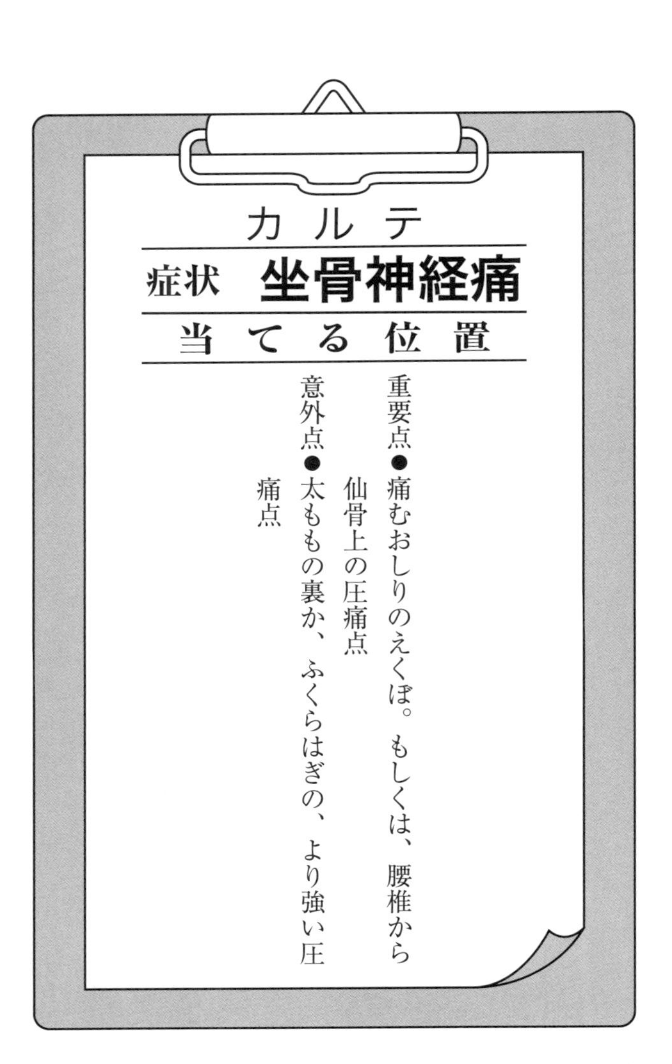
カルテ
症状　坐骨神経痛
当てる位置
重要点●痛むおしりのえくぼ。もしくは、腰椎から仙骨上の圧痛点
意外点●太ももの裏か、ふくらはぎの、より強い圧痛点

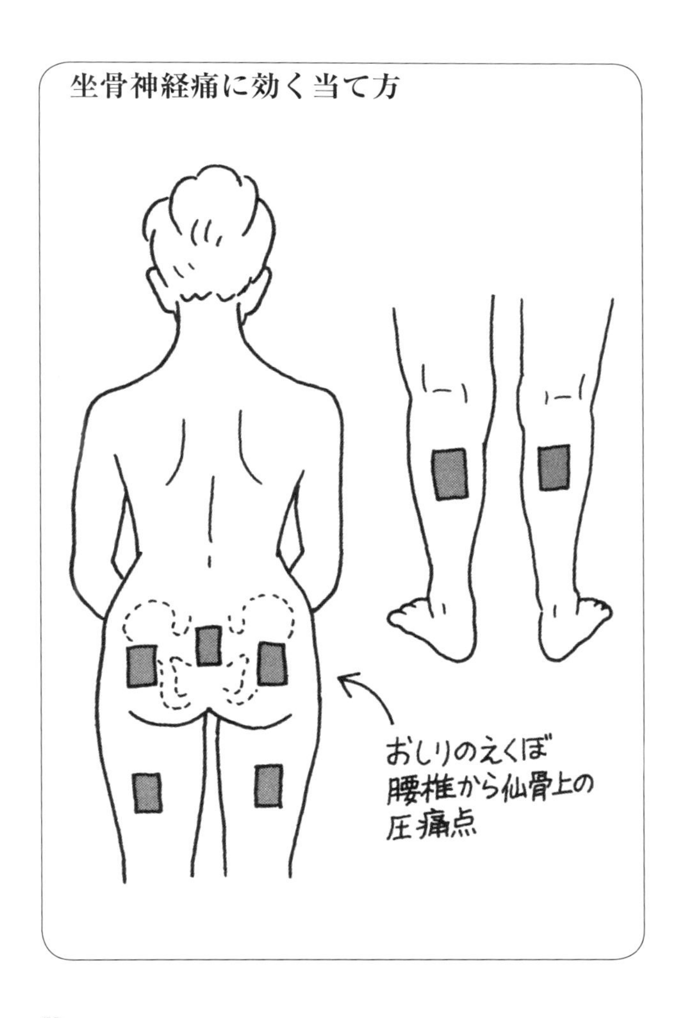
坐骨神経痛に効く当て方
おしりのえくぼ
腰椎から仙骨上の
圧痛点

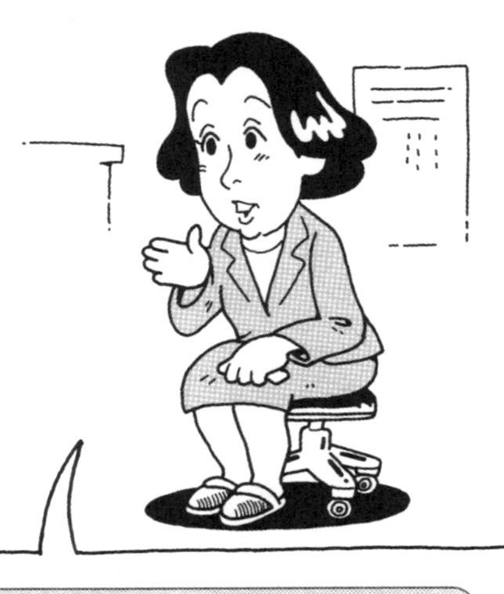

応用編　坐骨神経痛

坐骨神経痛の入浴法を教えてください。

入浴療法は神経痛にたいへん効果的です。昔から湯治があるほどです。入浴によって、深部まで温められ、血行が促進され、発痛物質を押し流してしまう。もちろん、全身的に新陳代謝がさかんになり、病気に対する抵抗力もアップします。

坐骨神経痛の基本的な入浴法は、低温長時間浴です。長時間とは約三〇分。低温効果が深部までおよんで、じっくりと温める。すると、自律神経も加勢して、深部の血行は大促進します。

低温長時間浴の精神作用も、見逃せませんぞ。イライラの解消くらいは朝飯前。また、慢性的な痛みが続くと、どうしてもウツ傾向になりやすい。こうしたウツ気分も、吹き飛ばしてくれます。

しかし、短気族である日本人には、低温はまだしも、三〇分の長時間浴をがまんできないのです。でも、ここががまんのしどころです。のんびりじっくりと温まれば、坐骨神経痛も退散します。

坐骨神経痛時の入浴法は、そのまま腰痛時にも応用できます。

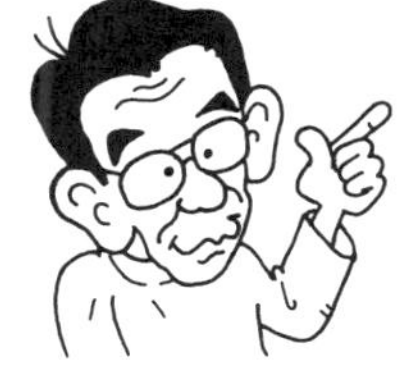

基礎編　ツボ

ツボって何ですか。教えてください。

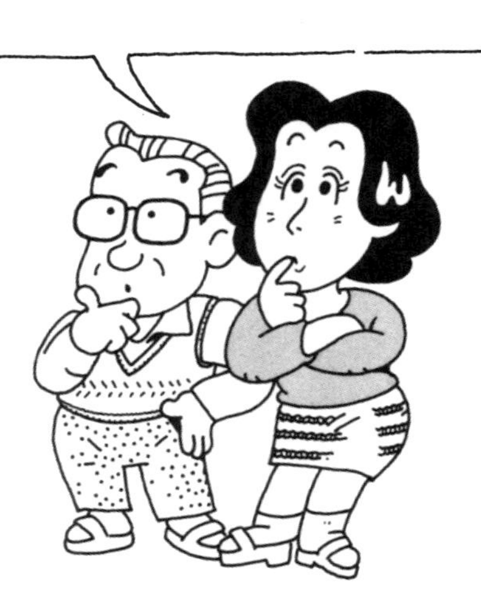

ツボは体全体に散在しています。でも、ただ散在しているだけでなく、ある配列があります。その配列をたどると、線になります。これが経絡というものです。

経絡は、都市の運河にたとえられます。体の前後左右に、合計二六本。そしてところどころに連絡部があり、つながりをもっています。主なものは二六本。でも、連絡部や小運河を数えれば、体中を網の目のようにとりかこむことになります。網の目状だから、Aの運河からBの運河に、簡単にいけるわけです。

経絡が規則正しく流れていれば、健康そのもの。でも、流れがなんらかの理由で乱れれば、全身に広がってしまう。広がった乱れが、そのまましずまらなければ、体調が乱れ、それが病気です。

乱れは、一刻も早くしずめなければならない。経絡運河には、要所要所や連絡部に関所があり、それがツボです。そのツボを、バリや灸、さらには指圧で刺激して、運河の流れの乱れを正すわけです。

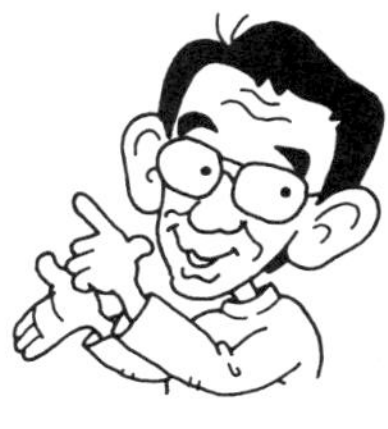

治療編　五十肩

五十肩で手が上がりません。どうすればいいの？

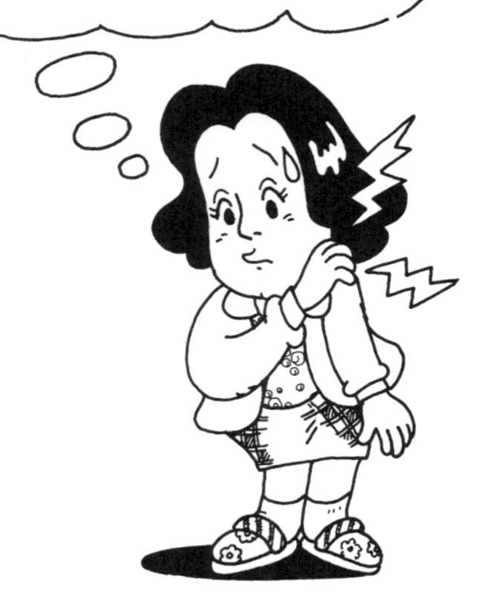

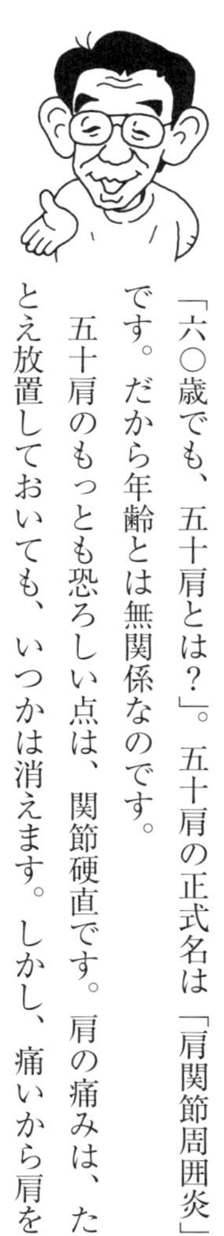

「六〇歳でも、五十肩とは？」。五十肩の正式名は「肩関節周囲炎」です。だから年齢とは無関係なのです。

五十肩のもっとも恐ろしい点は、関節硬直です。肩の痛みは、たとえ放置しておいても、いつかは消えます。しかし、痛いから肩を動かさないでいると、そのうち、関節が固まってしまう。痛みの消えたころには、腕が上がらなくなる。固まった関節をリハビリで回復させるのは、容易ではありませんぞ。

五十肩の治療点は、二つに分かれます。

急性期には、一刻も早く痛みを止めること。そのためには、クスリを飲もう、注射もしよう。この時期に鎮痛治療をなまけると、きっと後悔しますよ。恐ろしい関節硬直が、次にくるからです。

急性期がすぎたら、運動開始です。五十肩のリハビリ運動は、逃痛運動です。痛む方向には動かさない。動かして痛めば、そこでストップ。動かして快感が生ずれば、大効果ありです。

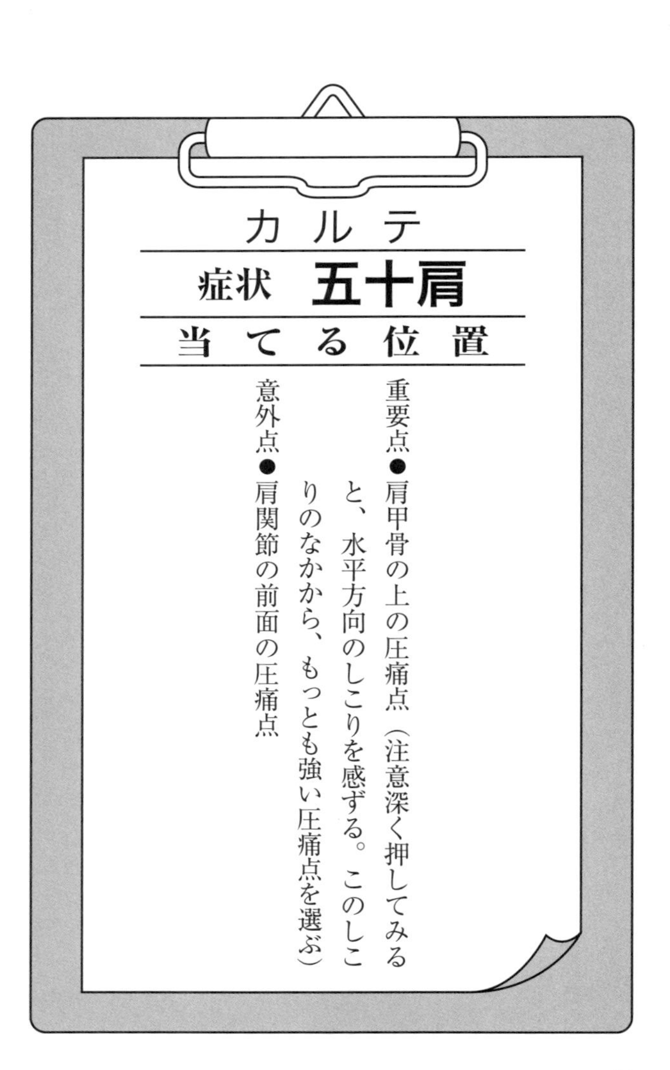
カルテ
症状　五十肩
当てる位置
重要点●肩甲骨の上の圧痛点（注意深く押してみると、水平方向のしこりを感ずる。このしこりのなかから、もっとも強い圧痛点を選ぶ）
意外点●肩関節の前面の圧痛点

五十肩に効く当て方

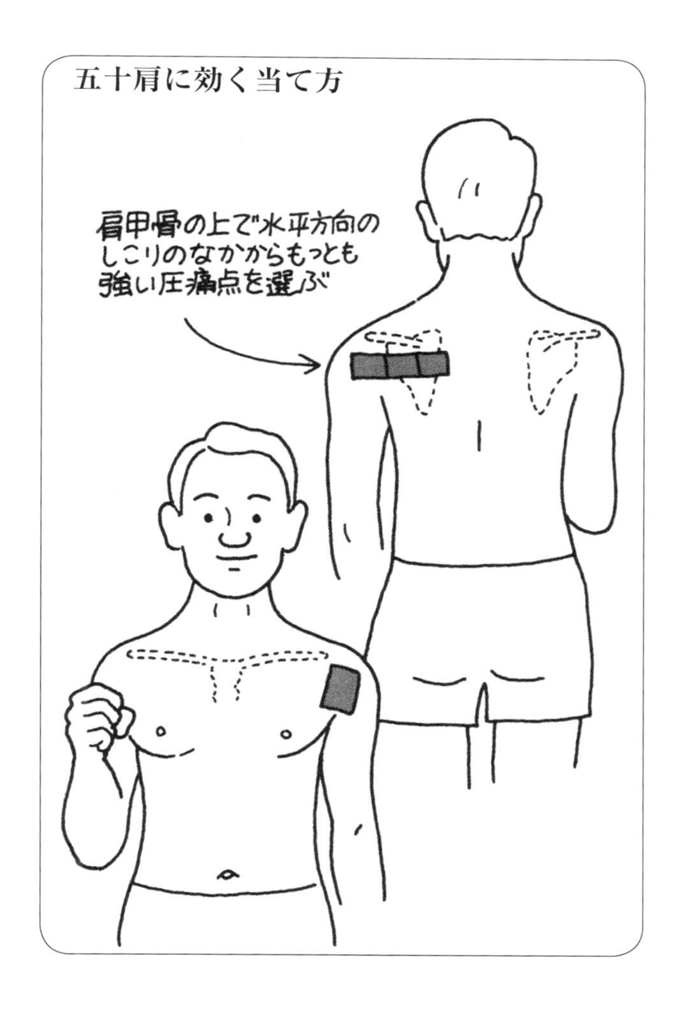

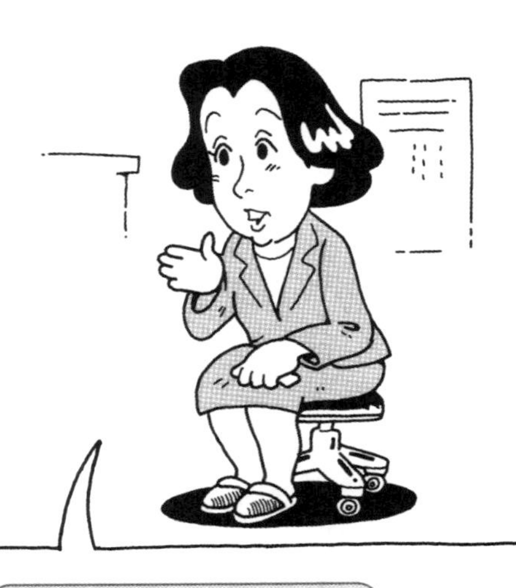

応用編　五十肩

五十肩の運動療法を教えてください。

最盛期には、いっさい運動禁止！　でも、最盛期には指先運動が効果ありです。指先を動かすと、肩の筋肉を動かさずに、肩関節内の靱帯（じんたい）を動かせる。私の経験では、パソコンがおすすめです。

リハビリその一　アイロン運動です。机の前でおじぎ姿勢。痛まない手を支えとして、痛む手でアイロンを持つ。ゆっくりと前後運動や円運動。運動範囲は、痛まない程度です。

リハビリその二　壁すり運動です。やや肩関節の固まったものに効果的。両手を壁につけて、少し体重をかける。痛む手の指で尺とり運動をしながら、腕全体を上方に移動させる。固まった関節も徐々に柔らかくなります。

リハビリその三　即効的なもの。肘を直角に曲げ、胸に押しつけるようにする。別の人が腕を引き離そうとする。二つの相反する力が働いて、肩関節周囲の筋肉が回復します。二、三回繰り返すと、「バンザイ」も、驚くほどラクにできるようになります。

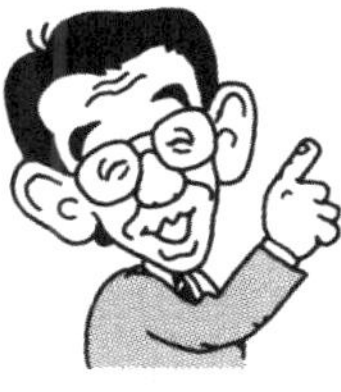

治療編　腱鞘炎

腱鞘炎で困っています。どうしたらいいの？

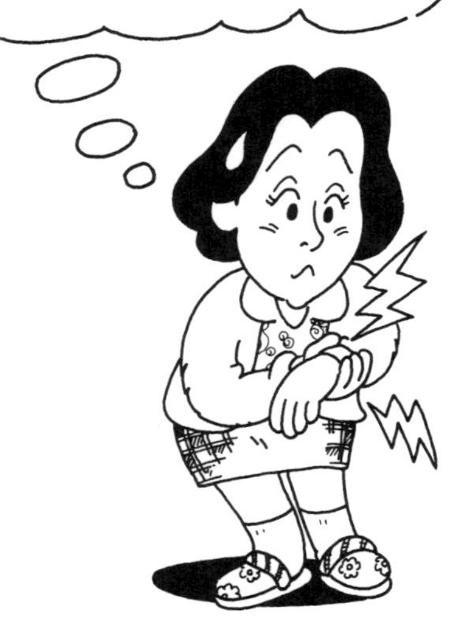

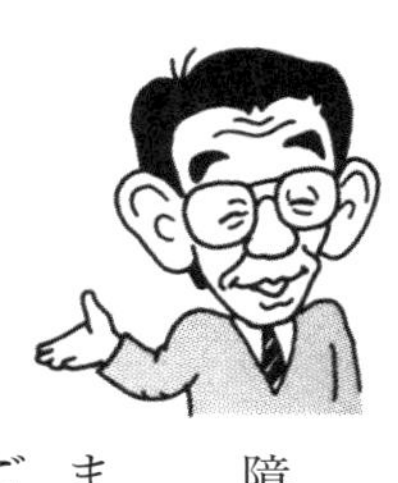

人間の指は、実に巧妙な動きをみせてくれます。それだけに、故障も多いのです。もっとも多いのが腱鞘炎でしょう。

腱は筋肉の末端にあって、筋肉と骨を固定する役目を果たしています。そして腱は、腱鞘と呼ばれる「鞘」のなかを通っています。ご存知のように、指は働きものです。鞘のなかに炎症が起こりやすい。当然の結果として、腱鞘炎が発生します。腱鞘炎は、指の使いすぎが原因です。代表的なものは、第一指、第二指でしょう。

でも、ここに不思議な事実があります。同じ仕事量をこなしていても、腱鞘炎の起こらない人と起こる人がいます。この差は、なんでしょう?

この差は、肩こりにあります。肩こり人間には、腱鞘炎が多い。腱鞘炎の人には、きまって肩こりがある。人体をよく見てください。指は首からの延長線上にある。つまり、肩と指はつながっている。ですから、肩こりは指先に影響するし、指先は肩に影響するのです。

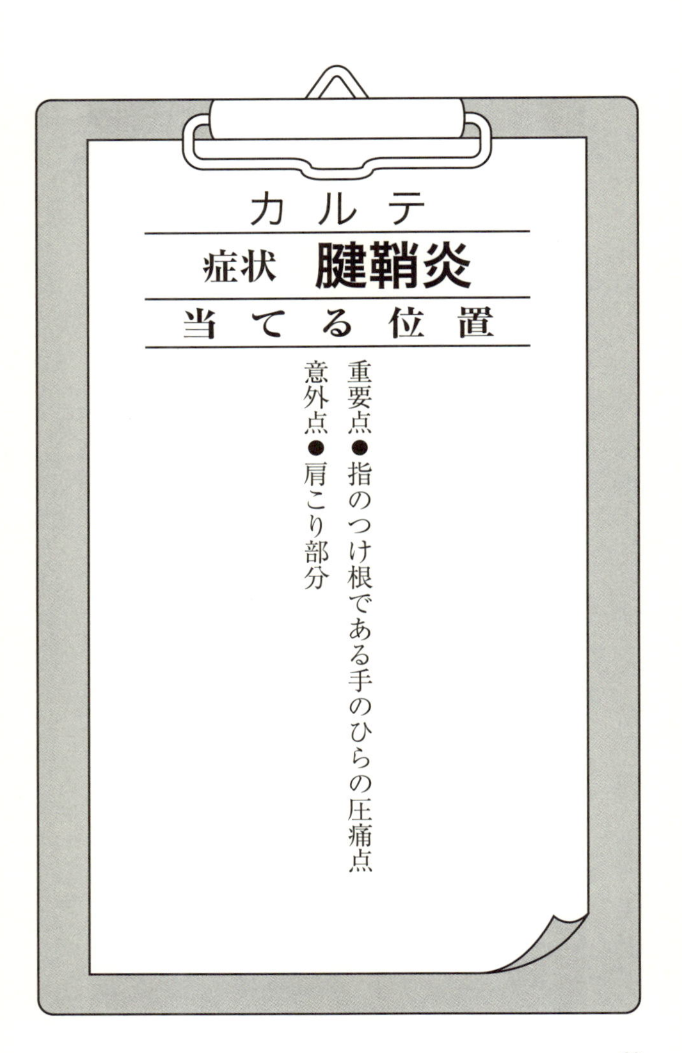
カルテ
症状　腱鞘炎
当てる位置
重要点●指のつけ根である手のひらの圧痛点
意外点●肩こり部分

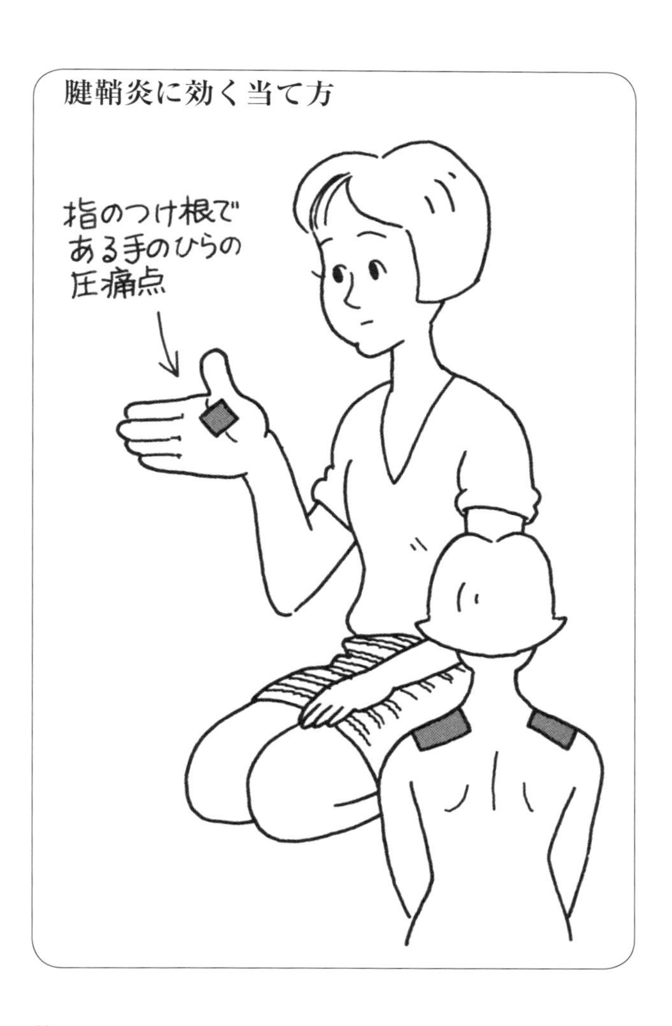
腱鞘炎に効く当て方
指のつけ根で
ある手のひらの
圧痛点

治療編　指先のしびれ

指先のしびれが治りません。いい方法を教えてください。

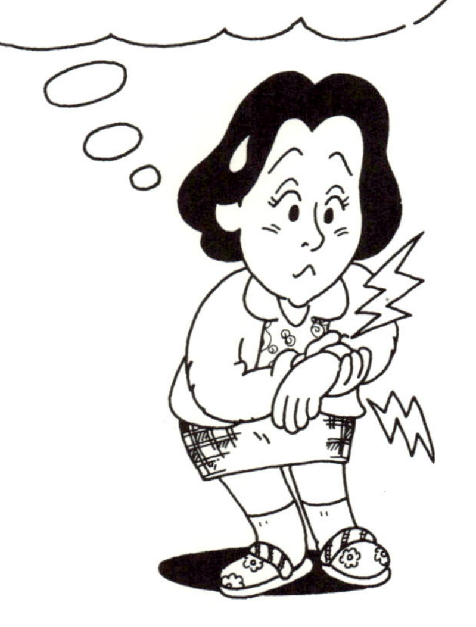

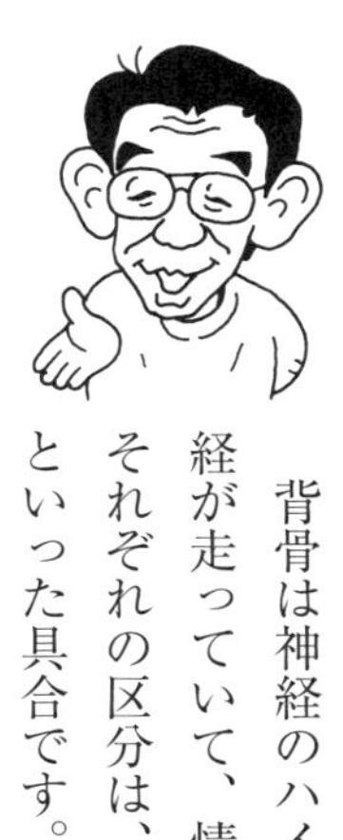

背骨は神経のハイウエイです。背骨のなかには脊髄という太い神経が走っていて、情報や指令が出入りしています。そして、脊髄のそれぞれの区分は、上肢は頸椎へ、内臓は脊椎へ、下肢は腰椎へ、といった具合です。

ですから、指先の情報は、頸椎に入る。逆に、頸椎に異常があれば、指先にも異常が発生。その異常が、しびれというわけです。ですから、指先のしびれは、まず頸椎に注目してください。

指先のしびれの代表的な疾患は、おなじみの椎間板ヘルニアです。

「椎間板ヘルニアって、腰だけじゃないの？」

とんでもない。腰痛だけでなく、指先の症状も引き起こすのです。

また、指先のしびれは、年齢によっても違います。中高年の人ならば、椎間板ヘルニアによるものより、変形性頸椎症を疑います。頸椎が老化によって変形すれば、椎間板ヘルニアと同じような症状が生まれます。そして、指先のしびれが生じるのです。

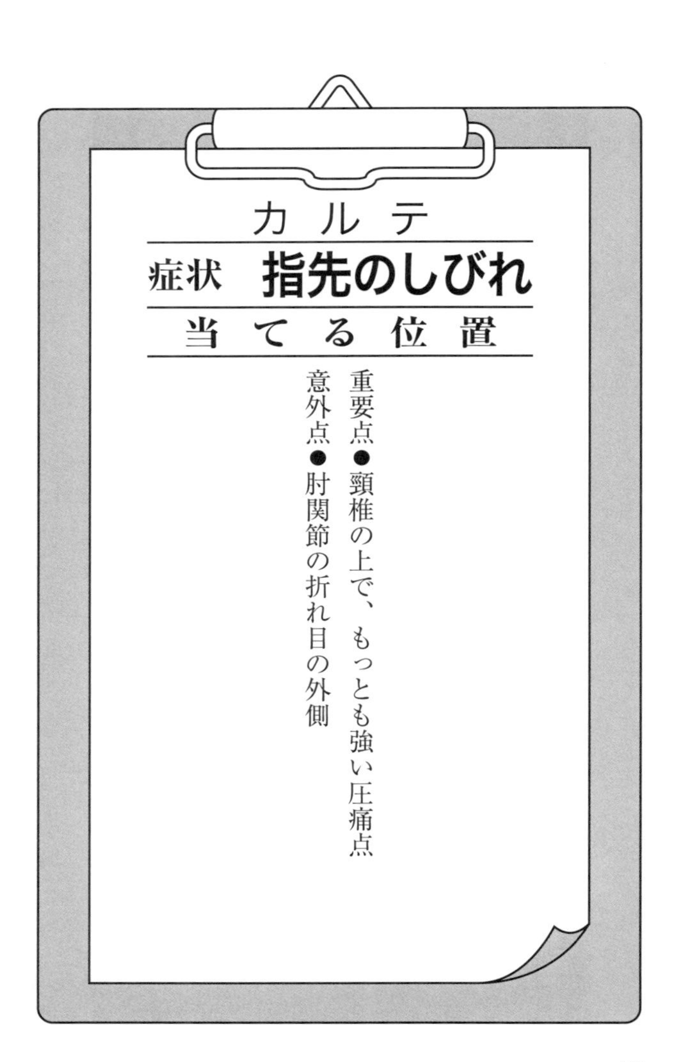
カルテ
症状 指先のしびれ
当てる位置
重要点●頸椎の上で、もっとも強い圧痛点
意外点●肘関節の折れ目の外側

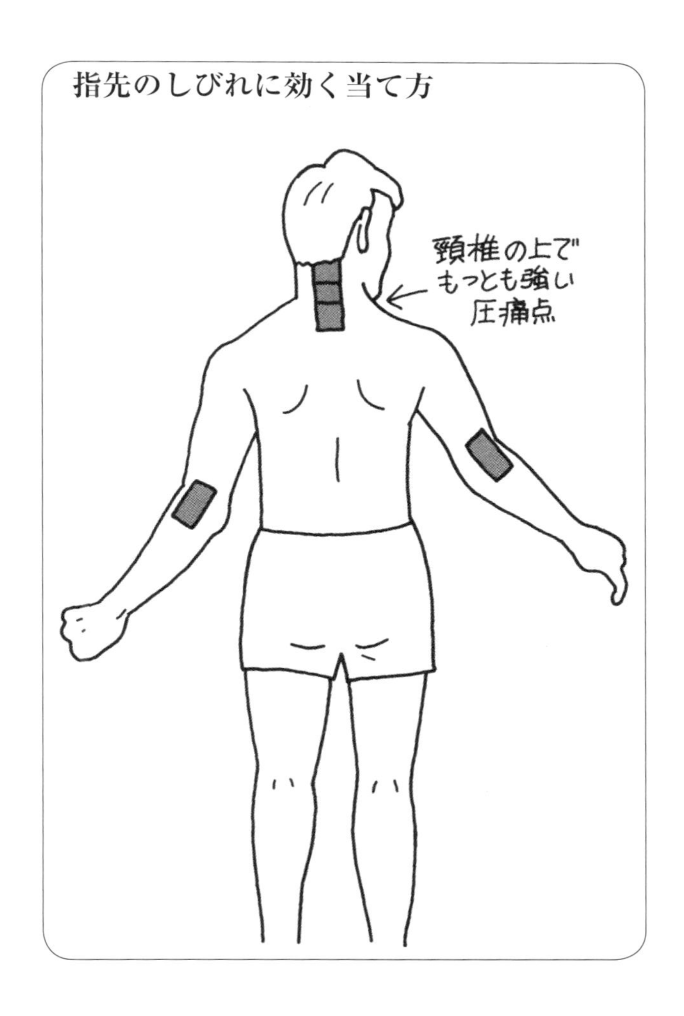
指先のしびれに効く当て方
頸椎の上で
もっとも強い
圧痛点

基礎編　ツボへの刺激

使い捨てカイロ療法とツボは関係があるのでしょうか？

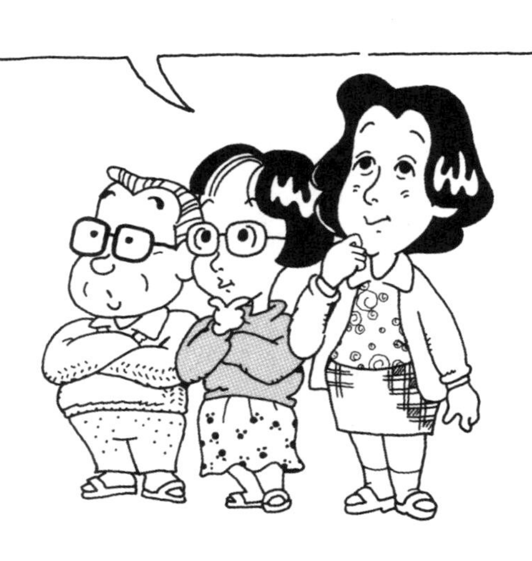

もちろん、ありますとも。ツボを刺激して、治療効果を上げる。問題は、ツボの位置と、刺激の方法です。ツボ探しは、非常にむずかしいものです。さらに、直径約五ミリともいわれるツボを直撃することは、相当の熟練が必要です。とてもじゃないが、アマチュアには無理でしょう。

でも、使い捨てカイロならば、可能です。ツボの直径は、わずかに五ミリ。ならば、ツボだと思われる部分に、使い捨てカイロを。こうすれば、当たらずといえども遠からず。

「それでは、いかにもツボを無視しておる」といわれる人は、次のように考えてください。ツボは点の治療、使い捨てカイロは面の治療。使い捨てカイロは筋肉単位に考えた、面の治療なのです。

ツボの生まれ故郷は、筋肉内です。筋肉内で、炎症の産物としてツボが生まれます。生まれ故郷の筋肉全体に温熱治療を加えれば、それなりの効果が期待できるはずです。

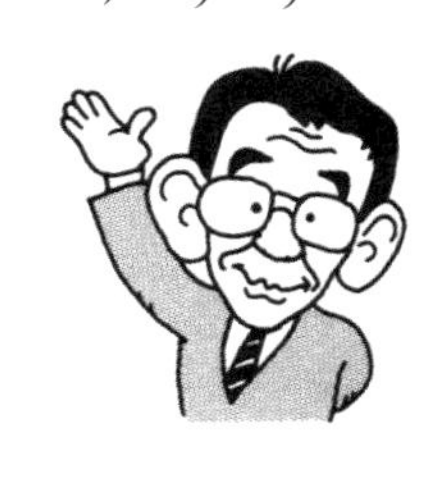

治療編　寝違え

寝違えで、首がまわりません。治す方法は?

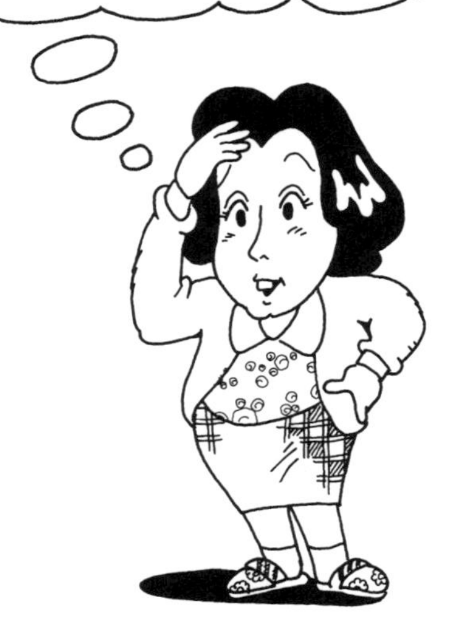

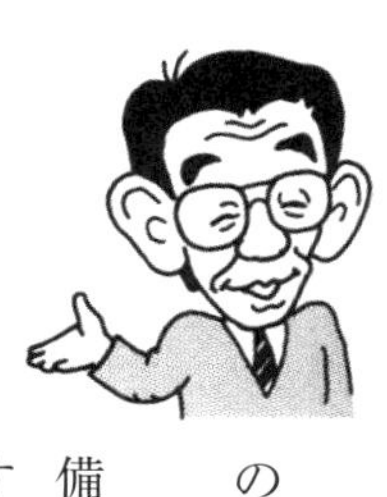

寝違えの原因には、いまだにいろんな説があります。代表的なものを、二、三、あげてみましょう。

まずは亜脱臼説です。前後左右によく動く割には、首の骨は無防備。だから、亜脱臼しやすいのです。亜脱臼した骨は周囲を刺激。すると、筋肉が収縮する。亜脱臼した骨はもどれなくなる。

次は、肉離れ説。筋肉は伸びると、元にもどろうとして縮む性質がある。眠っている間は、筋肉は伸び放題。次に縮もうとするが、寝相が悪いと、元のようには縮まらない。それでも一生懸命縮もうとする。ついには疲れはてて、肉離れ状態となるわけです。

その三は、肩こり説。昼間の肩こりが、夜の不自然な寝相で悪化。そして、肩こりが急性増悪して、「イテテッ」がはじまるわけ。

その四。これは、きわめつけですぞ。老化現象の一つという説。最近の子供は成長が早い。でも、寝違えなんてみたことがない。やはり老化現象なのだろうという説です。

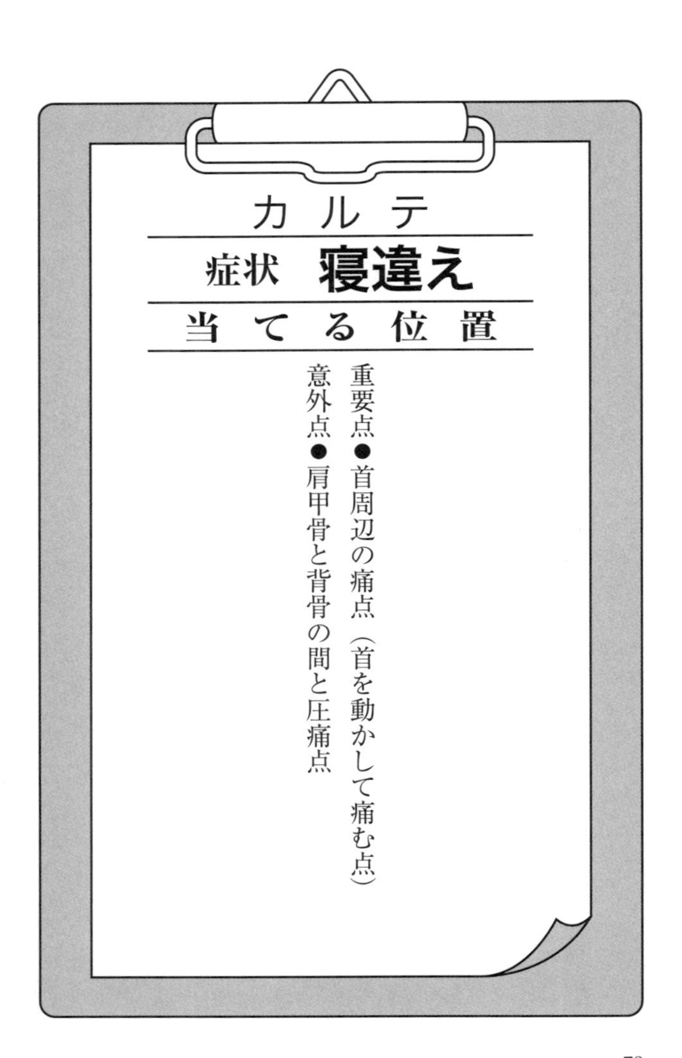
カルテ
症状　寝違え
当てる位置
重要点●首周辺の痛点（首を動かして痛む点）
意外点●肩甲骨と背骨の間と圧痛点

寝違えに効く当て方

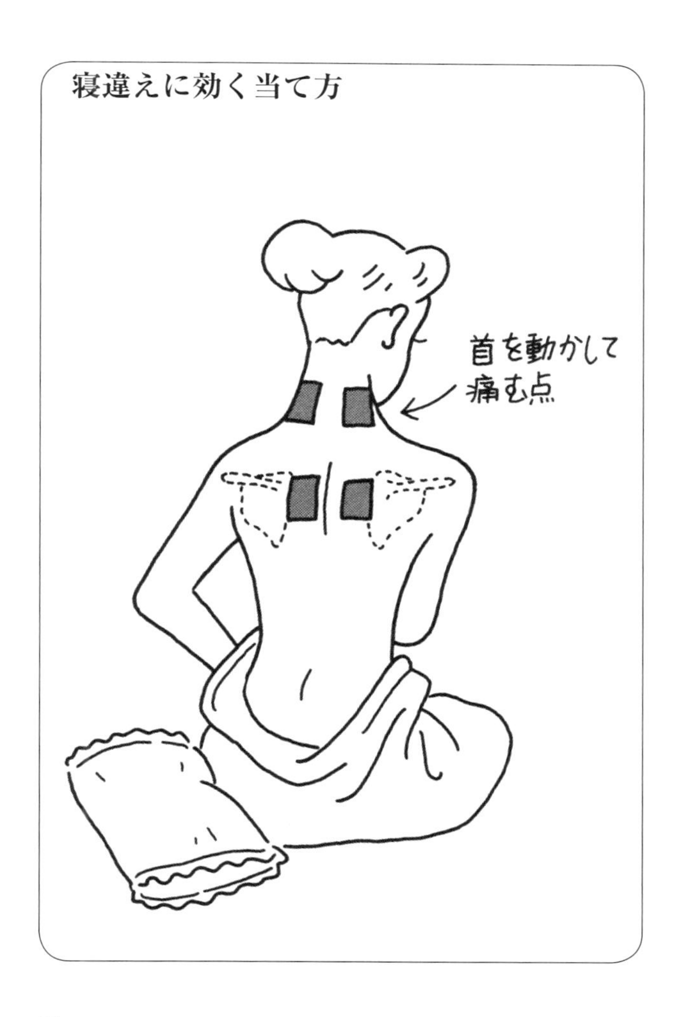

治療編　こむらがえり

こむらがえりが毎晩起きます。どうすればいいんでしょう?

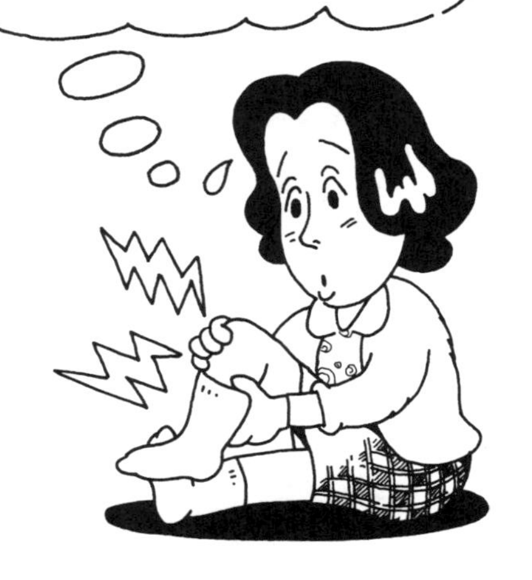

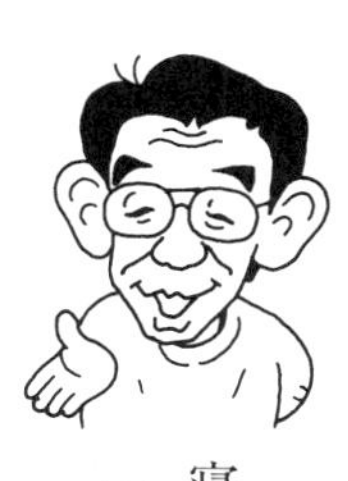

たのしい夢路。ところが、ちょっと寝返りをうったとたんに激痛。寝ている間の出来事だけに、痛いやら慌てるやらで、大騒ぎです。「ちっとは年を考えて、気をつけたら」

とんでもない。寝ているのだから、こちらは無防備。気のつけようもないのです。始末が悪い症状ですな。

こむらがえりは、これといった理由もなく発生します。寝違えと違って、子供でも起きます。プールに飛びこんだとたんに、「足がつった！」。こむらがえりは、寝ているときだけではありません。

でも、毎晩となれば、やはり疑うべき疾患があります。

背骨の老化である、変形性脊椎症です。脊椎が老化して、下肢の神経を圧迫する。そして、ケイレンが起きやすくなる。昼間は注意もできます。でも、意識不明の睡眠中では、警戒ゼロ。そこで、夜にこむらがえりが多発するのです。

こむらがえりには、腰痛という付録あり。腰痛が前兆です。

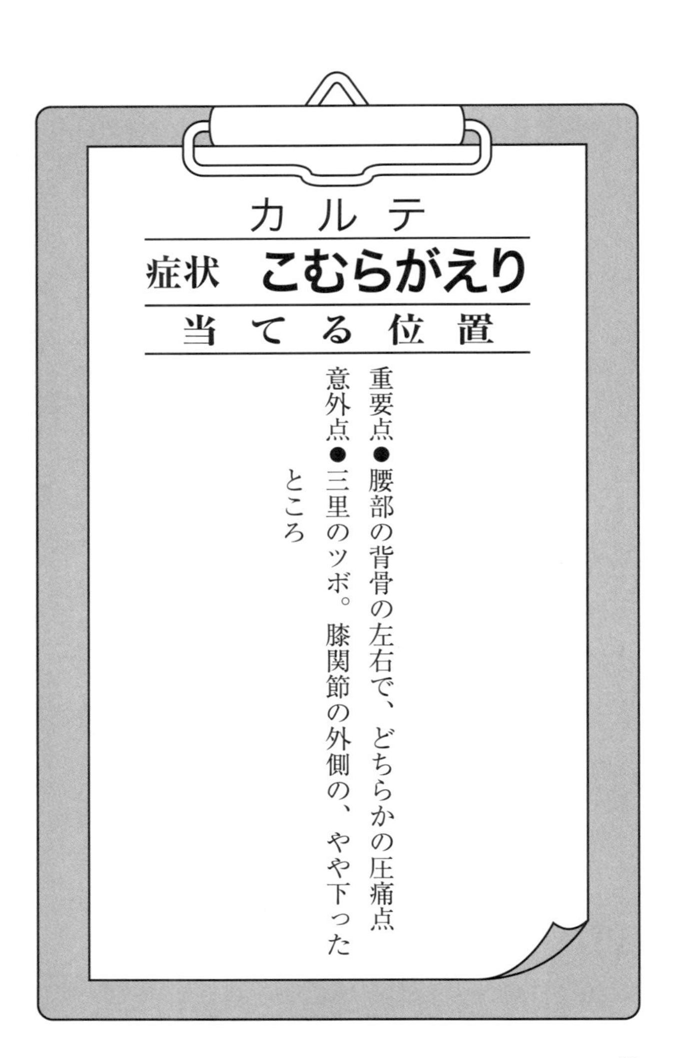

カルテ

症状　こむらがえり

当てる位置

重要点●腰部の背骨の左右で、どちらかの圧痛点

意外点●三里のツボ。膝関節の外側の、やや下ったところ

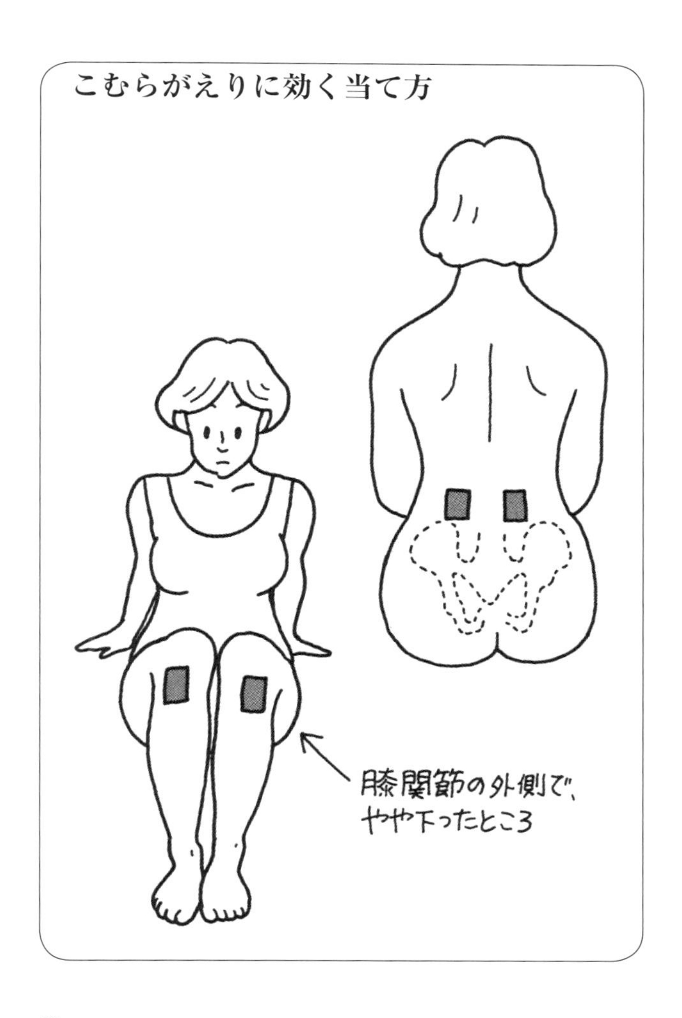
こむらがえりに効く当て方
膝関節の外側で、
やや下ったところ

基礎編　内臓病

なぜ使い捨てカイロが、内臓病まで治すのですか？

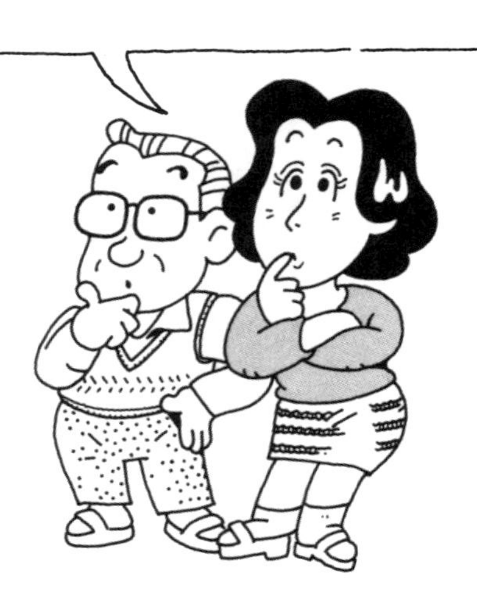

たいへんむずかしい理屈ですが、簡単にご説明しましょう。

①**皮膚内臓反射**。たとえば、ある内臓に病気が発生する。すると、その臓器と離れた場所の皮膚の上に、ある種の変化が反射的に生じます。これが、皮膚内臓反射です。皮膚の上に現れる変化の多くは、圧痛点であり、コリです。ですから、使い捨てカイロで痛みやコリを消すことは、内臓病治療にも役立つわけです。

②**血液がとどけばなんでも治る**。栄養補給と排泄物除去は、生体の健康に欠くことのできないものです。こうした大切な仕事の一切は血液が受けもっています。ですから、血液がとどかなければ一大事。痛みも、コリも現れる。ときには生命の危険すらあるのです。

一方、使い捨てカイロのような温熱療法では、血行が抜群に促進されます。血液さえ十分にとどけば、組織は栄養モリモリ。おまけに、病気の原因になるであろう老廃物も消える。健康になって当然でしょう。

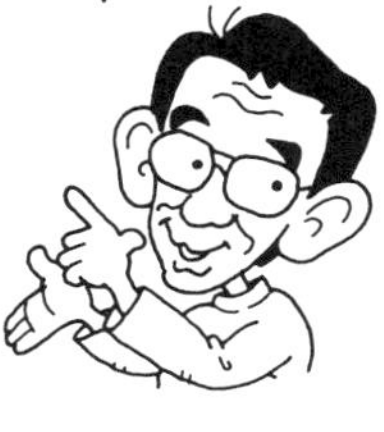

治療編　心臓病

心筋梗塞だと言われました。発作前には、必ず左腕がしびれます。

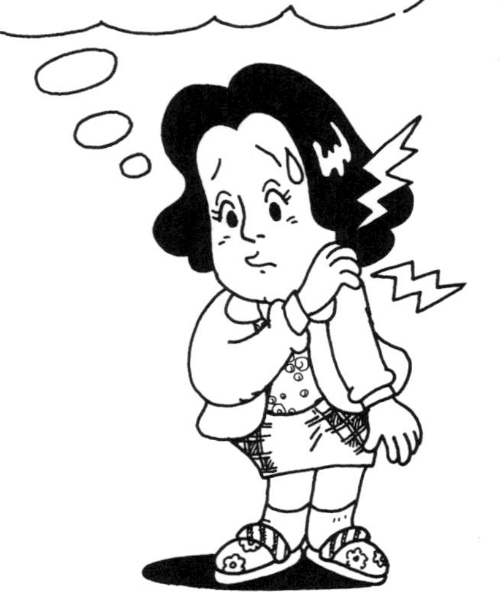

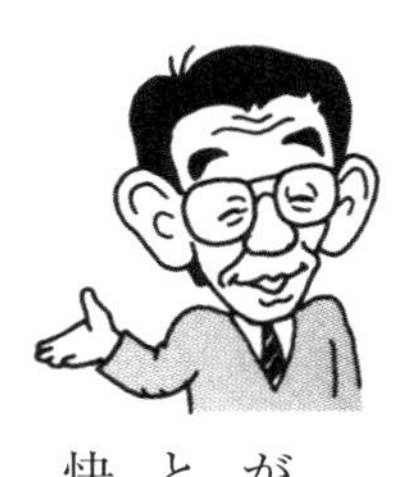

関連痛の項でもお話ししました。心臓は左肩や左腕とは深くつながっています。ですから、左肩のコリや左腕のしびれを治療することで、心臓発作の予防だけでなく、うまくいけば心臓病そのものも快方にむかいます。

それにしても、最近は納得のいかない病気が大流行です。ひと昔前までは、狭心症や心筋梗塞といえば、男性専門でした。ところが、近ごろでは女性にも増加中なのです。

理由は、やはり女性の社会進出でしょう。なれない職場、人間関係。どれをとっても、心中にはストレスが一杯。その結果、心臓病にむすびつくのでしょう。

「だから、弱い女性を守ってよ！」

あまりエスコートが必要とも思われない。でも、泣く子とオバタリアンに逆らえば、後がおそろしい。紳士もつらいのです。

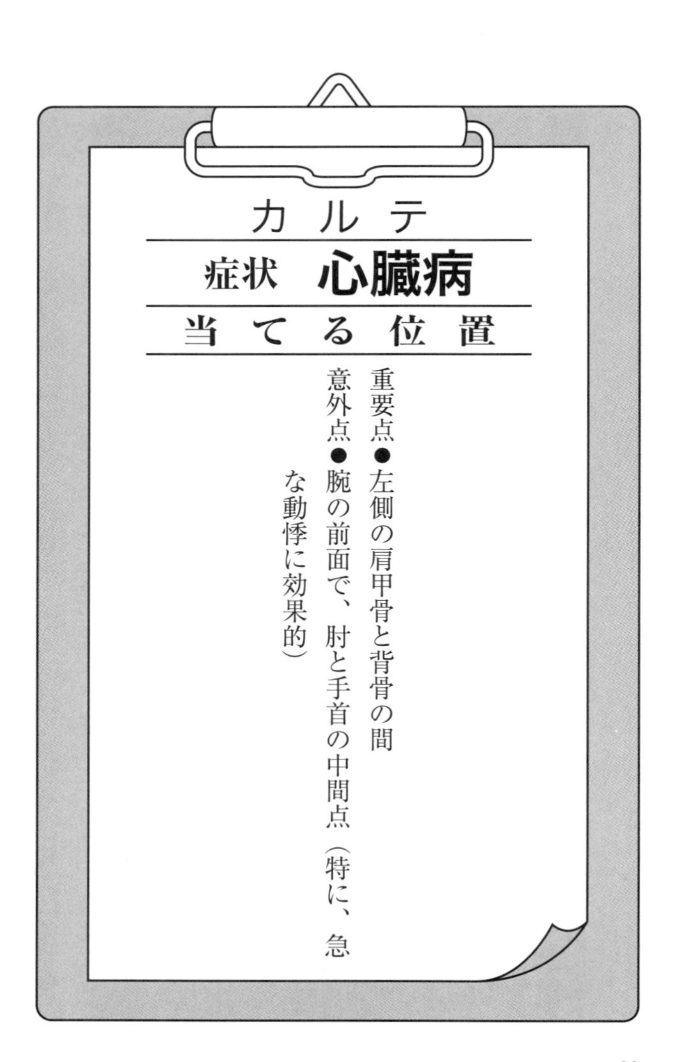
カルテ
症状　心臓病
当てる位置
重要点●左側の肩甲骨と背骨の間
意外点●腕の前面で、肘と手首の中間点（特に、急な動悸に効果的）

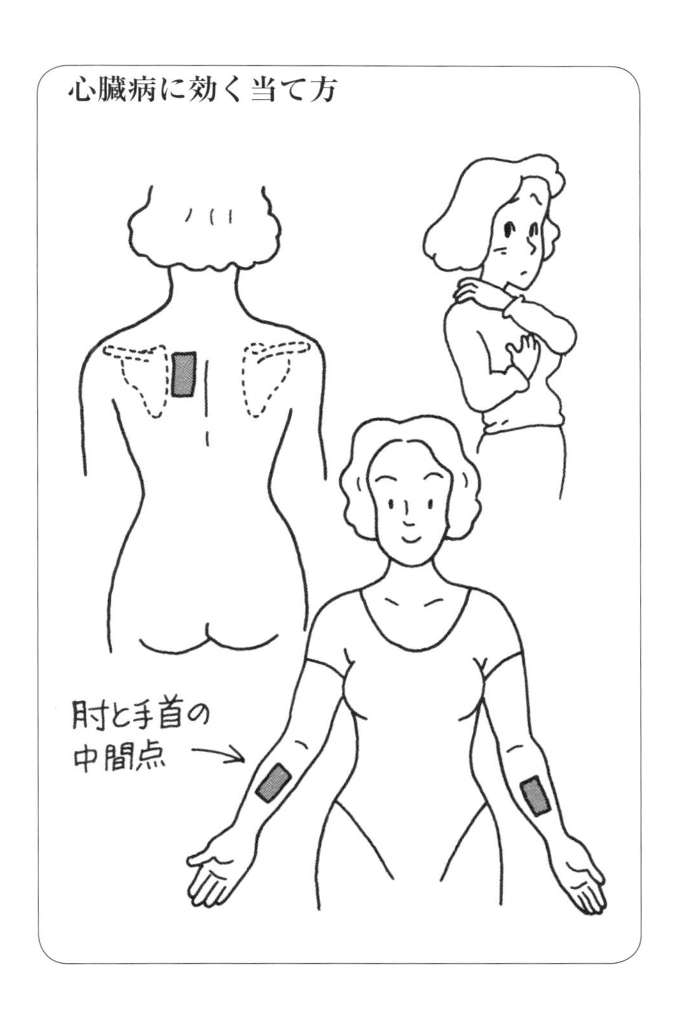
心臓病に効く当て方
肘と手首の
中間点

治療編　胃炎

胃炎と診断されました。どうすればいいでしょう？

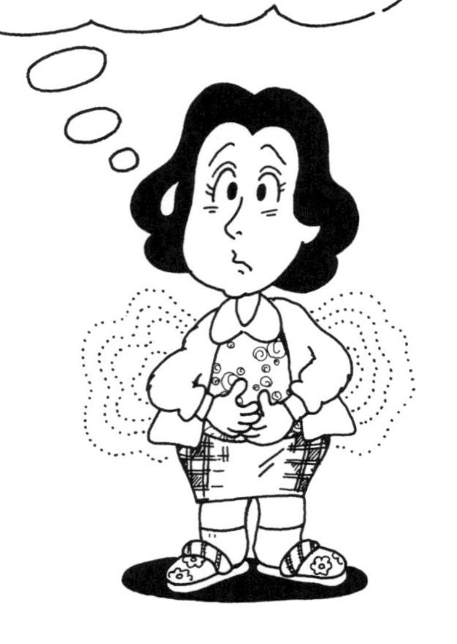

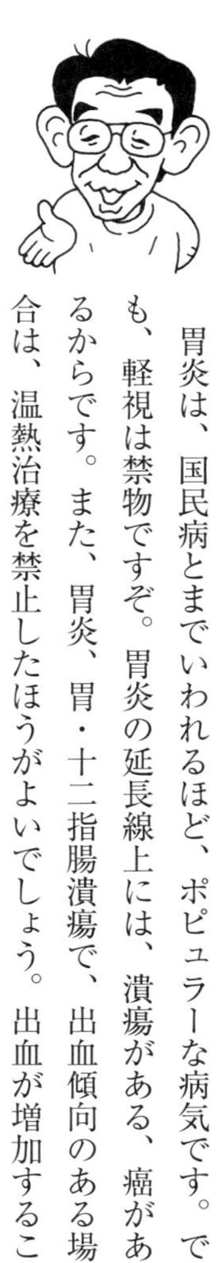

胃炎は、国民病とまでいわれるほど、ポピュラーな病気です。でも、軽視は禁物ですぞ。胃炎の延長線上には、潰瘍がある、癌があるからです。また、胃炎、胃・十二指腸潰瘍で、出血傾向のある場合は、温熱治療を禁止したほうがよいでしょう。出血が増加することがあるからです。もちろん、使い捨てカイロは禁止です。

急性、慢性を問わず、消化器病は、特に食事療法が重要です。「クスリ三分に、食養生七分」というくらいです。

急性期には、絶食、もしくは絶食に近い軽食です。食欲を感ずるようになって、はじめて「おかゆ」のような流動食です。食欲もないのに、「栄養補給」の美名（？）の下の、無理な食事はかえって、病気を治りにくくします。

慢性胃炎の食事療法は、胃の負担を軽くすることをまず考えます。妙める、焼く、揚げるといった、油脂料理は禁止。油脂類は消化に時間がかかり、それだけ胃を疲れさせるからです。

カルテ

症状　**急性期の胃炎**

当てる位置

重要点●背中の肋骨下部

意外点●膝のやや下で、外側（足の三里のツボ）
〈前出の部分に圧痛点がなかった場合のみ〉

要注意点●みぞおちとおへその中間点（出血傾向がない場合）

治療のコメント

急性胃炎は、粘膜が充血して出血しやすくなっています。温熱作用をプラスすると、出血が増加しやすくなります。みぞおちとおへその中間は、要注意点として、覚えておいてください。

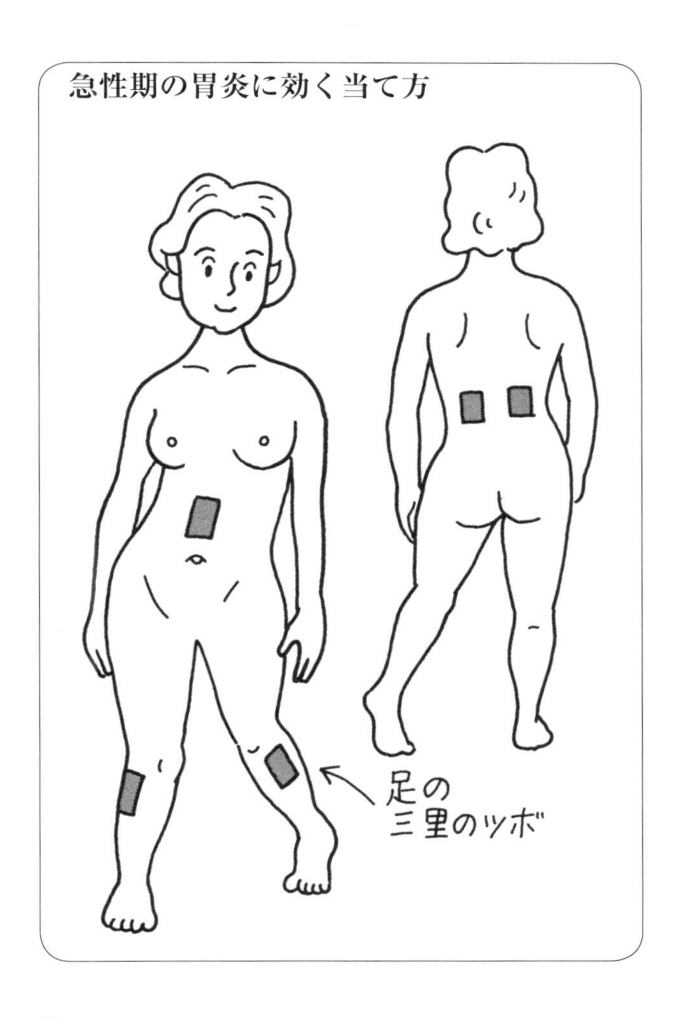
急性期の胃炎に効く当て方
足の
三里のツボ

カルテ

症状　**慢性期の胃炎**

当てる位置

重要点●みぞおちとおへその中間点（出血傾向がない場合）

●膝のやや下で、外側（足の三里のツボ）。〈前出の部分に圧痛点がなかった場合のみ〉

意外点●頸椎下部から胸椎上部にかけての圧痛点（消化器系の病気には、ストレスが付きものです。沈静のためにも、頸椎上の圧痛点は重要です）

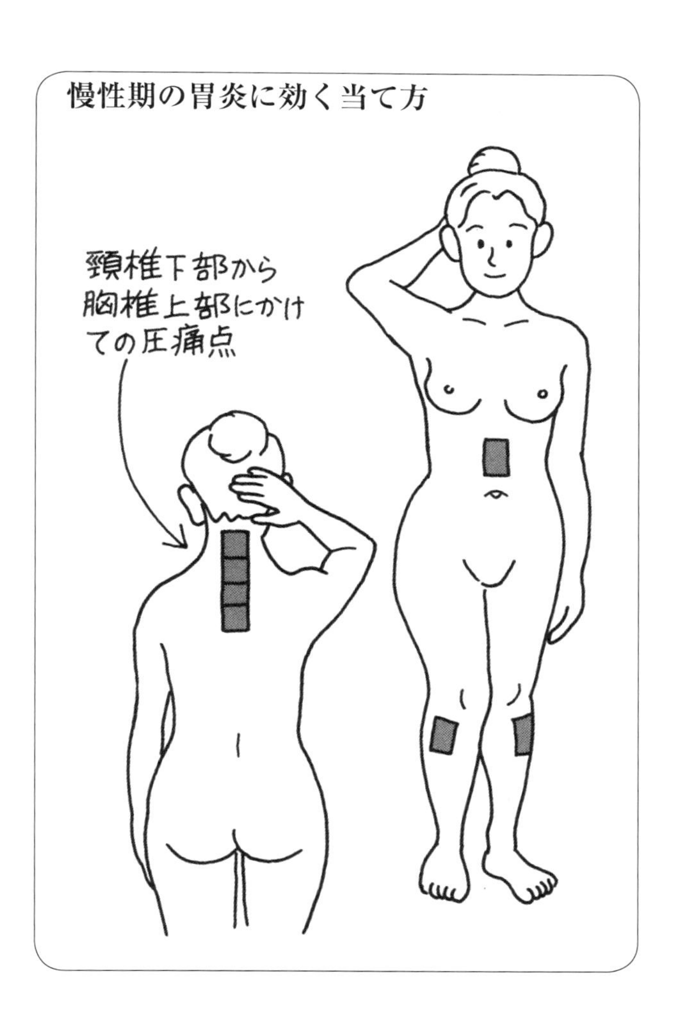
慢性期の胃炎に効く当て方
頸椎下部から
胸椎上部にかけ
ての圧痛点

基礎編　意外点

意外点という言葉が
たびたび出てきます。
なんですか？

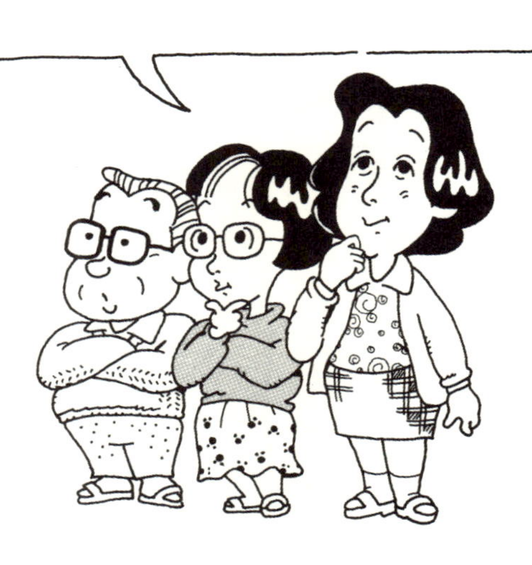

発見がもっとも簡単で、もっとも効果的な治療点は、もっとも痛む点です。しかし、残念ながら、こうした点の治療だけでは、百点満点ではないのです。

なぜ？　筋肉の動き方を見てください。たとえば肩。肩の動きを、上方の首、下方の腕、と多くの筋肉が手助けしています。つまり、手助けの筋肉があってはじめて、肩の動きがつくられます。ですから、肩だけの治療では効果も小さいのです。

さらに、痛む点を「ツボ」とみなします。ツボには、道筋がありオます。ツボの道筋は「経絡」といって、「要所」があります。直接的なツボ（もっとも痛む点）だけでなく、経絡上の要所も治療しておくと、効果はさらに大きくなります。

もっとも痛む点、筋肉の動きからみた点、経絡的に考えられる点。三つどもえの治療点があってこそ、大きな効果が期待できる。これらの点を、わかりやすく「意外点」という言葉を使ったのです。

治療編　消化器潰瘍

胃潰瘍と診断されました。どうしましょう。

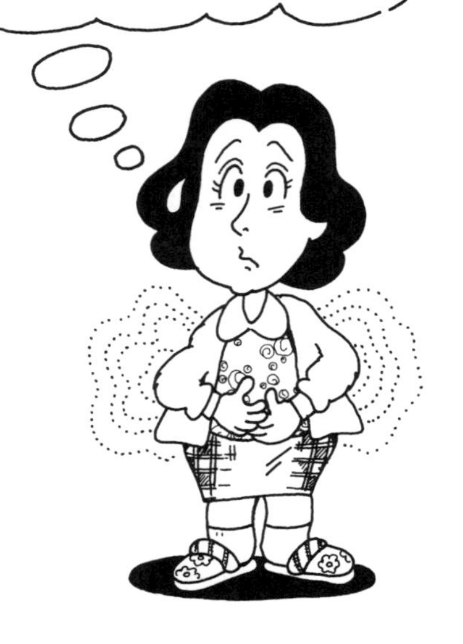

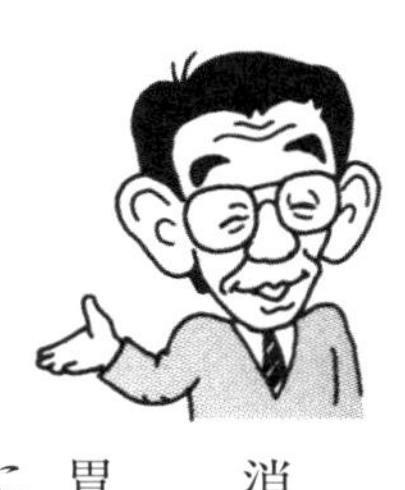

消化器潰瘍とは、消化器、つまり胃や十二指腸にできた潰瘍です。消化性潰瘍とは、自分で自分の胃を消化してできた潰瘍なのです。

胃袋にはこんなカラクリがあります。胃のなかには胃液がある。胃液は強い塩酸で、入ってきた食物の腐敗防止をしています。それにしても、胃液の塩酸は強すぎる。

「胃の壁を溶かさないのか？」

こんな疑問もでますが、安心してください。胃の壁には、塩酸に負けないくらいの丈夫な膜があるのです。塩酸にも負けないから、トウガラシやカレーのような刺激物も平気です。

しかし、これほど丈夫な膜も、ストレスにはいたって弱いのです。簡単に破れてしまいます。

膜が膜でなくなれば、生身の胃壁が現れる。すると、塩酸はすぐに胃壁を溶かす。こうして、自分の塩酸で自分の胃の壁を溶かしてできたものが、消化性潰瘍です。

カルテ

症状　消化器潰瘍

当てる位置

重要点●肋骨下部で、背骨の両側
●イライラや胃酸過多が激しければ、頸椎から胸椎の上の圧痛点

追加点●おしりの両えくぼ
●出血のおそれのないものだけ、おへそとみぞおちの中間点
●胃酸過多の傾向がなければ、膝のやや下の、外側（足の三里のツボ）
●胃酸過多傾向のある場合、足の三里のツボの少し後方の点

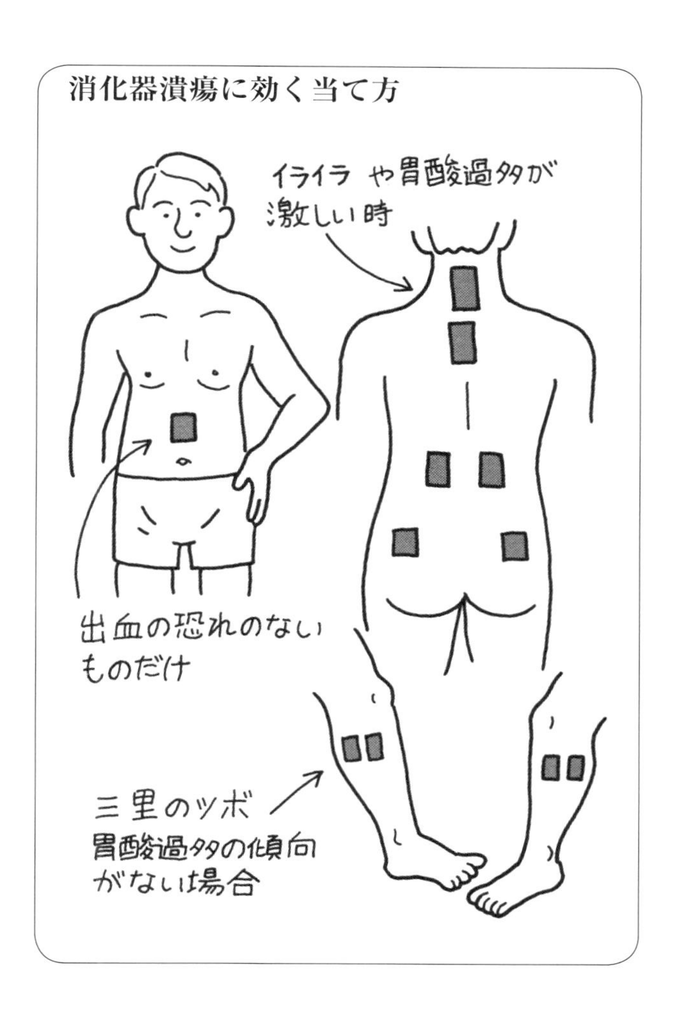
消化器潰瘍に効く当て方
イライラ や胃酸過多が
激しい時
出血の恐れのない
ものだけ
三里のツボ
胃酸過多の傾向
がない場合

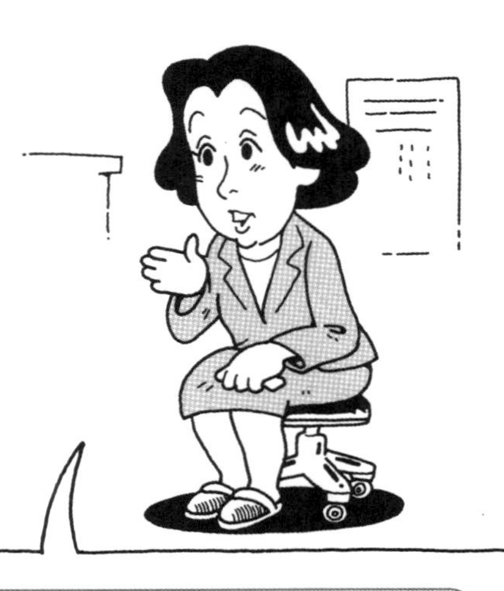

応用編　消化器潰瘍

胃潰瘍と十二指腸潰瘍を見分けるのに、いい方法はありますか?

胃炎をはじめとして、消化器器官の病気は、食べものと深い関係があります。食べもの次第で、病勢は大きく左右されます。だからこそ、「クスリ三分に、食養生七分」という言葉が生まれたのです。また、胃という袋には、栄養補給のために、必ず食物が入ります。ですから、食事と胃痛には深い関係があります。食物が入れば、胃の壁を刺激する。刺激の具合で、痛みが違う。胃痛のあり方だけで、診断がつくのです。

■食後一～二時間くらいで痛みだす。食事をすれば、痛みが軽くなる。──→胃潰瘍

■空腹になると痛みだす。食事がアルカリ剤の役割を果たし痛みが軽くなる。──→十二指腸潰瘍

■食欲不振や胃酸過多（胸やけ）──→胃潰瘍のほうが多い（十二指腸潰瘍では、かえって食欲が昂進することがある）。

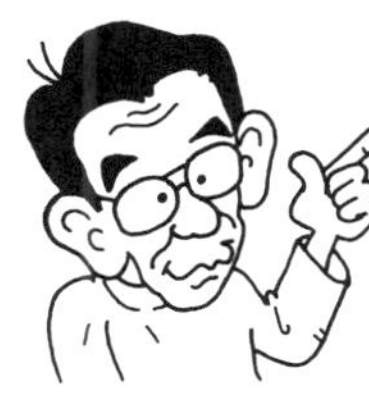

治療編　高血圧

血圧が高くなったと言われましたが、どうすればいいのでしょう。

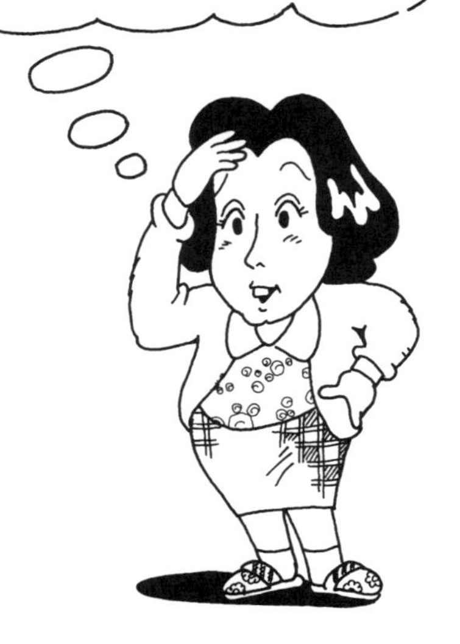

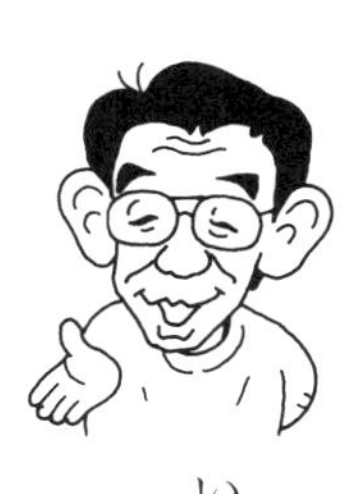

現在もっとも恐れられている病気といえば、やはり癌でしょうか．いいえ、もっと恐ろしい病気がある。それが、高血圧症です。
「なんだ、高血圧か。わたしだって、血圧は高いのよ。それでも平気」
高血圧は、たいへんポピュラーな病気です．ポピュラーすぎて、危険に気づかない。高血圧は、老化現象の一つです。ということは、だれでも必ず血圧が高くなり、いつかは、高血圧の被害者となるわけです。
一方、癌はたしかに死亡率が高い（現在では、早期発見早期治療で、完全治癒例も多くなり、死亡率もだいぶ下がっています）。でも、老化現象のように、だれでもがかかる病気ではないのです。
「人間は血管とともに老いる」といいます．血管が老いれば、もろくなり、破れやすくなる。そしてつまりやすくなる。
高血圧では、こうした危険性は、さらにアップします。そして、脳出血、脳梗塞などによる運動器障害や、痴呆が生まれるのです。

カルテ

症状 高血圧

当てる位置

特効点●のどぼとけの両側の、やや上方。さぐってみると、鼓動を感ずる部分

意外点●首や肩のコリ部分
●頸椎から胸椎上の圧痛点（対ストレス効果）

治療のコメント

特効点は、頸動脈が内頸動脈と外頸動脈に分かれる部分で、この点を刺激すると、即効的に血圧が下がります。また、治療を継続すると、蓄積作用で、慢性の高血圧も次第に下がってきます。当てる時間は五分程度。長すぎると、血圧が下がりすぎることがあります。

高血圧には肩や首のコリが付きものです。血圧の高い人は、つねに肩や首のコリに注意してください。

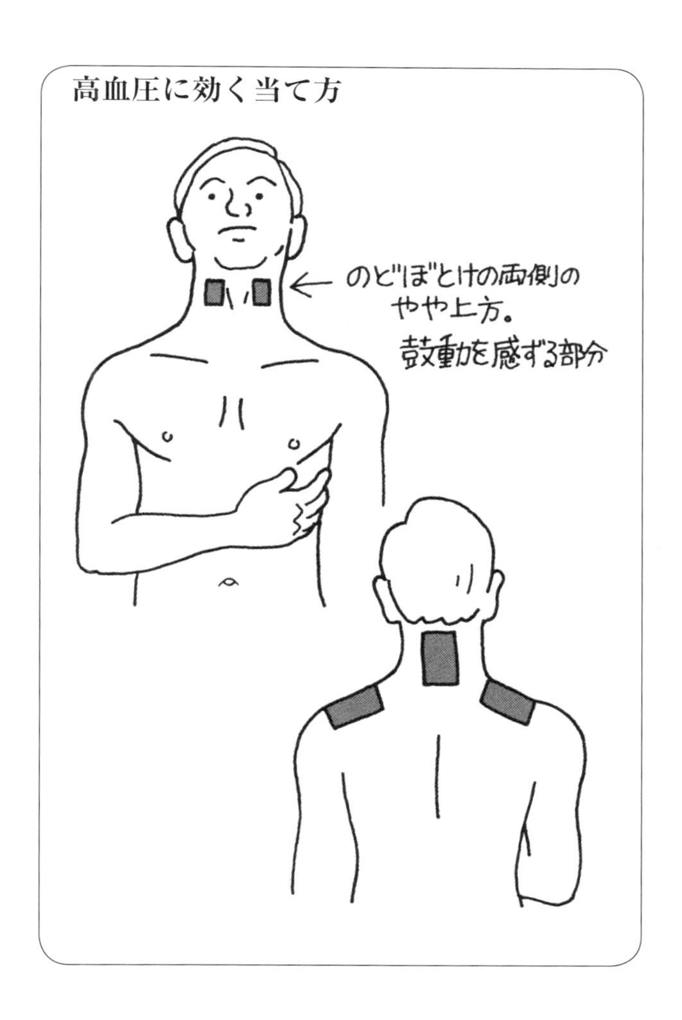
高血圧に効く当て方
のどぼとけの両側の
やや上方。
鼓動を感ずる部分

基礎編　面治療

面治療という意味がわかりません。教えてください。

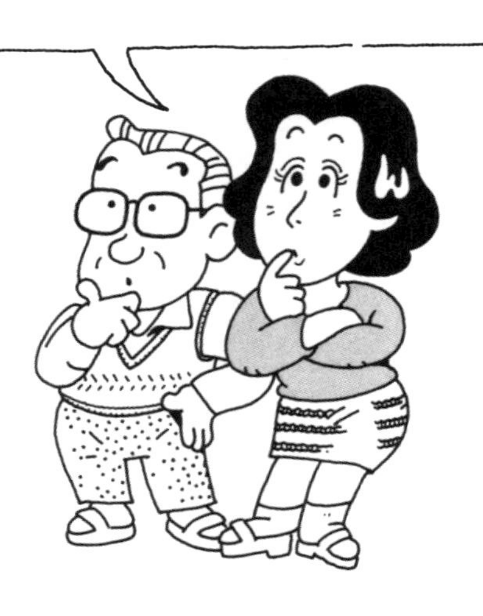

われわれの体には、多くの筋肉が、いろいろな方向に向かってついています。そして、これらの筋肉は、すべて筋膜という丈夫な袋に入っています。

一方、ツボは炎症の産物です。ですから、ツボは炎症の中心と考えられます。ツボを中心として、炎症が波紋のように、筋肉全体に広がってゆくのです。

筋肉全体に広がる炎症ならば、ツボのような点で治療するより、筋肉単位の面で治療したほうが効果的です。こんな試みがあります。

炎症の発生した筋肉全体に、消炎剤を注射する。もちろん、筋肉内の炎症は消えます。その消え方が、ツボ治療にくらべて勝るとも劣らない。いいえ、冷静にみれば、勝っているでしょう。しかし、注射ではアマチュアには無理。そこで、使い捨てカイロの登場です。使い捨てカイロならば、筋肉全体をラクにカバーできる。むずかしいテクニックは一切なし。結構ずくめの、アマチュア療法です。

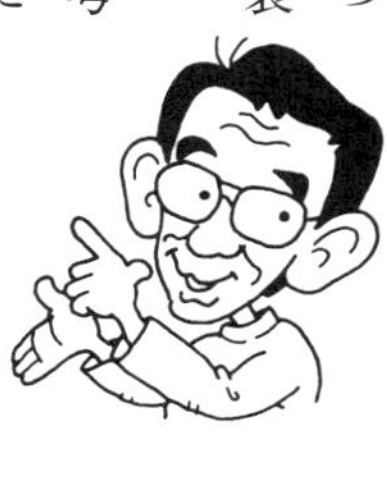

治療編　下痢

下痢で困っています。何かいい方法はありませんか？

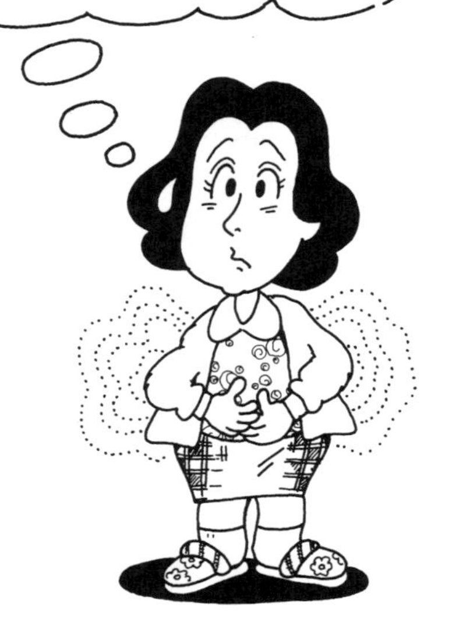

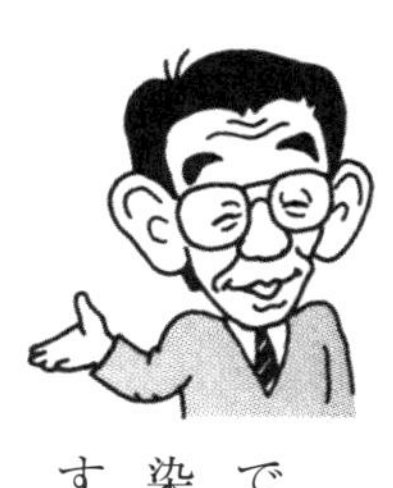

下痢には、消化不良性、細菌性、神経性のものがあります。ここでは、消化不良性の下痢を扱います。細菌性の下痢は、食中毒、伝染病をふくめて、重症です。やはり、専門医の治療が必要となります。また、神経性の下痢は次の項でくわしくお話しします。

昔は下痢をすると、すぐに食事を中止したものです。入れるから出る、出るから入れない、というわけで、食べものはすべてストップです。なるほどと思う理屈です。でもこれは常識のウソらしい。

現在では、出るからこそ入れる、という考えにかわりました。出れば、それだけ栄養分も水分も減ります。下手をすれば、栄養失調や脱水症状も現れます。

しかし、問題は入れる食物です。なんでもかんでも、というわけにはいきません。胃腸の負担が軽くて、つまり消化時間が短く、栄養価の高いものがよいのです。そして、調理法は、揚げもの、妙めもの、焼きものはいっさい禁止です。

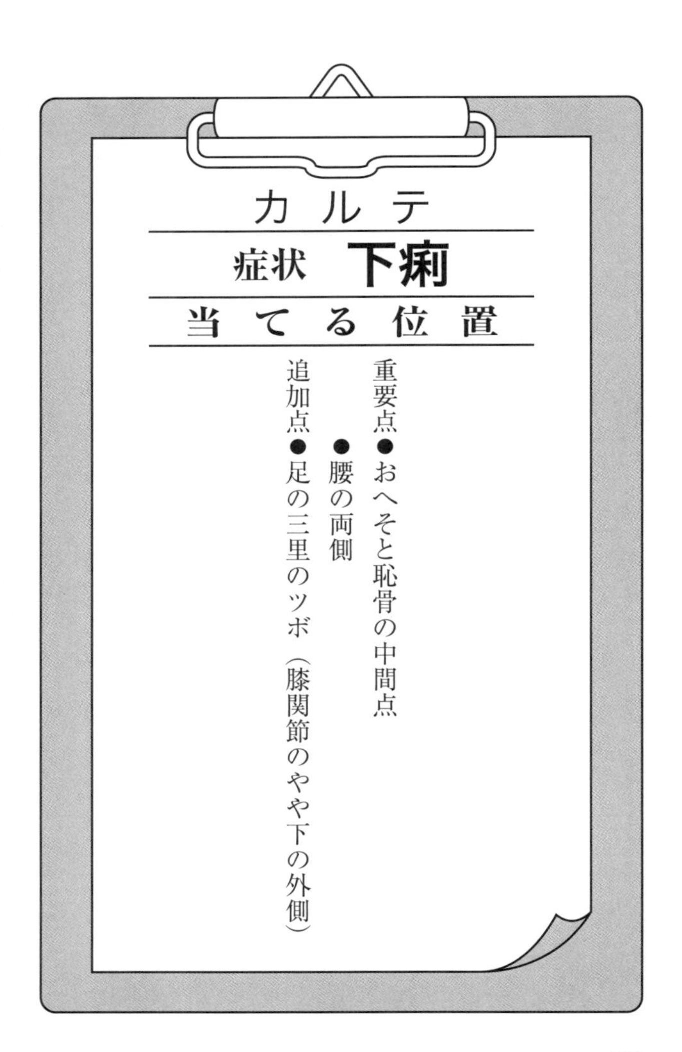
カルテ
症状　下痢
当てる位置
重要点●おへそと恥骨の中間点
●腰の両側
追加点●足の三里のツボ（膝関節のやや下の外側）

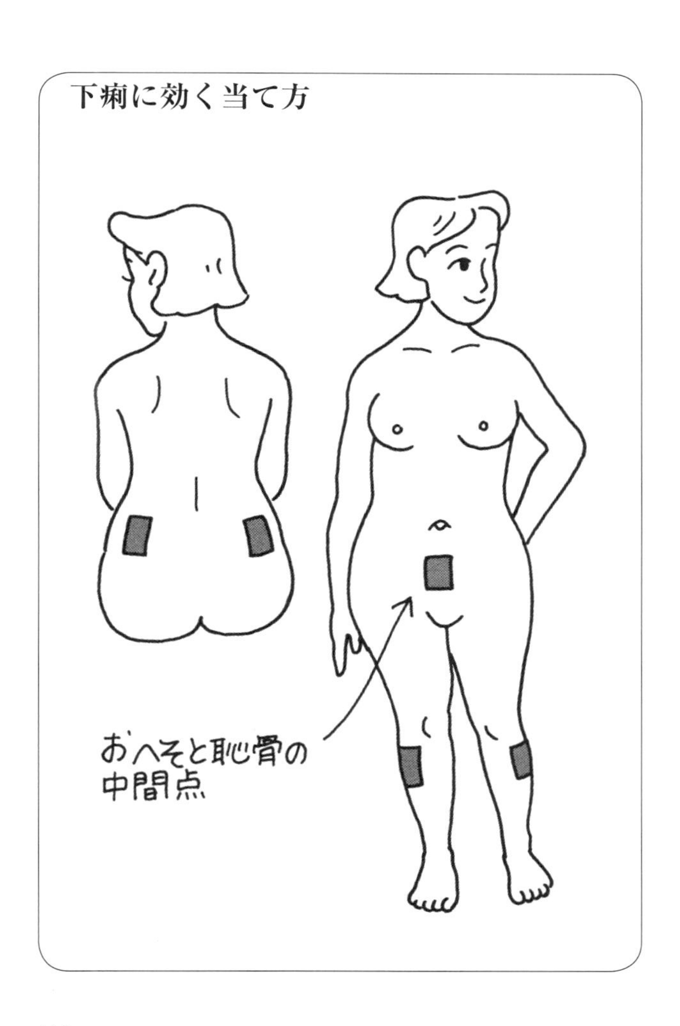
下痢に効く当て方
おへそと恥骨の
中間点

基礎編　圧痛点

圧痛点の意味を教えてください。

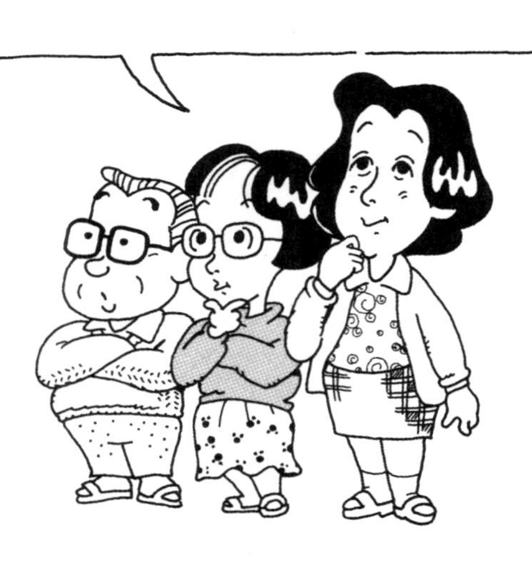

圧痛点とは、字のとおり、圧して（押して）痛む点です。押して痛めば、その下には、必ず炎症があります。逆にいえば、炎症があるから、押されて痛むのです。また、圧痛点はコリに通じることがあります。コリも炎症の産物で、圧痛点と同じく炎症の上に現れます。コリと圧痛点は、言葉こそ違いますが、同じものです。事実、両者を同一視する学者は、たいへん多いのです。

さらに、圧痛点の下の炎症は、関連痛性のものが圧倒的です。関連痛であれば、なにをさておいても、その痛みを消すことです。消せば、原病まで治るからです。

東洋医学では、圧痛点を「阿是（あぜ）のツボ」といいます。「阿」とは「ああ」という感嘆詞。「是」とは「然り」という肯定詞。つまり、「ああっ、そこだ！」の意味なのです。

何病によらず、「阿是のツボ」は第一級のツボとして扱います。ツボ、関連痛、圧痛点。いずれにしても、消すのが一番です。

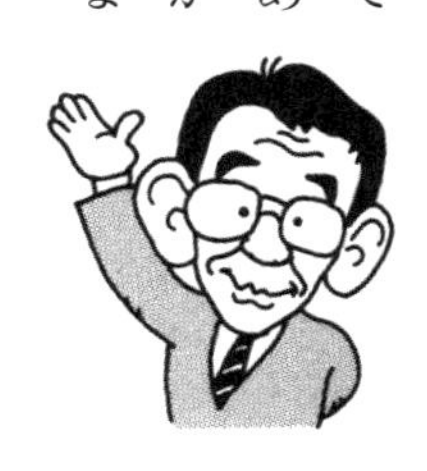

治療編　過敏性大腸炎

過敏性大腸炎で、下痢と便秘が交互にきて困っています。

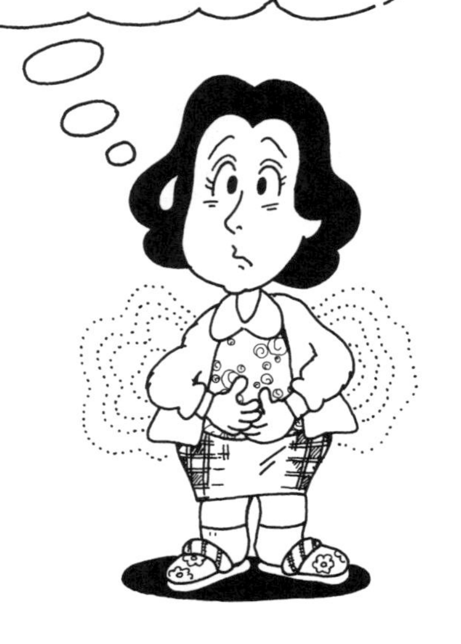

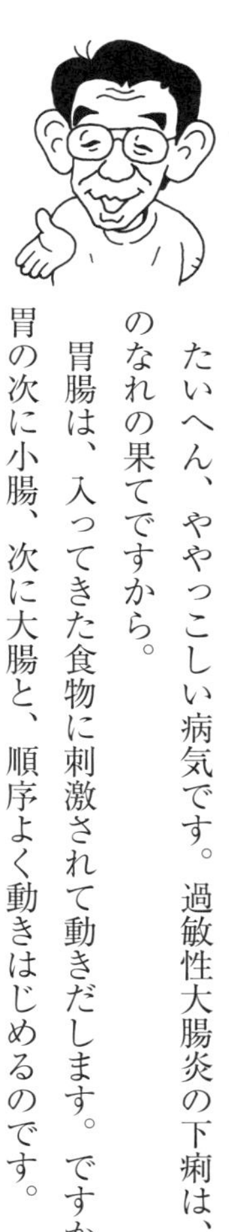

たいへん、ややっこしい病気です。過敏性大腸炎の下痢は、便秘のなれの果てですから。

胃腸は、入ってきた食物に刺激されて動きだします。ですから、胃の次に小腸、次に大腸と、順序よく動きはじめるのです。

しかし、胃腸過敏型の人は、こうした順序が守れない。胃袋に食物が入っただけで、大腸までケイレン状に動きだしてしまいます。それも猛スピードで。だから、下痢となるわけです。

では、ケイレンが強すぎれば、どうなるのか？　下痢とまったく逆現象が起きてしまいます。腸の動きは一斉にストップ。そして、頑固な便秘に変身です。

過敏性大腸炎の下痢は実に始末が悪いのです。食事をすると、すぐトイレ。これでは、カッコが悪くて、デートも楽しめません。

過敏性大腸炎には、少なからず神経の影響がある。ひところは、「胃腸神経症」とまでいわれたくらいです。

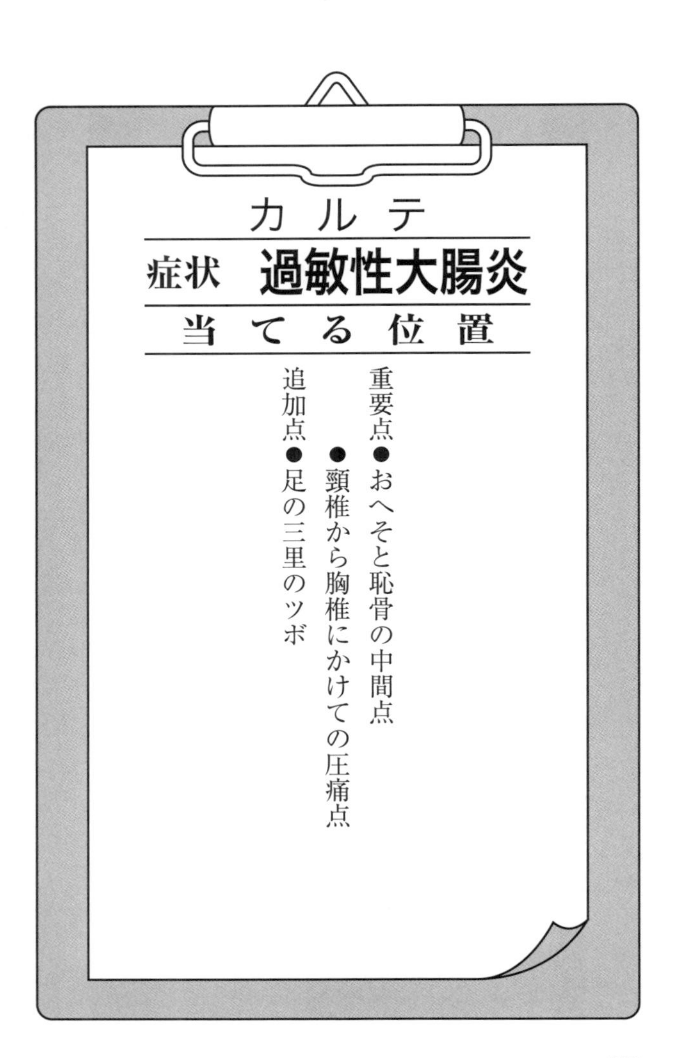
カルテ
症状　過敏性大腸炎
当てる位置
重要点●おへそと恥骨の中間点
●頸椎から胸椎にかけての圧痛点
追加点●足の三里のツボ

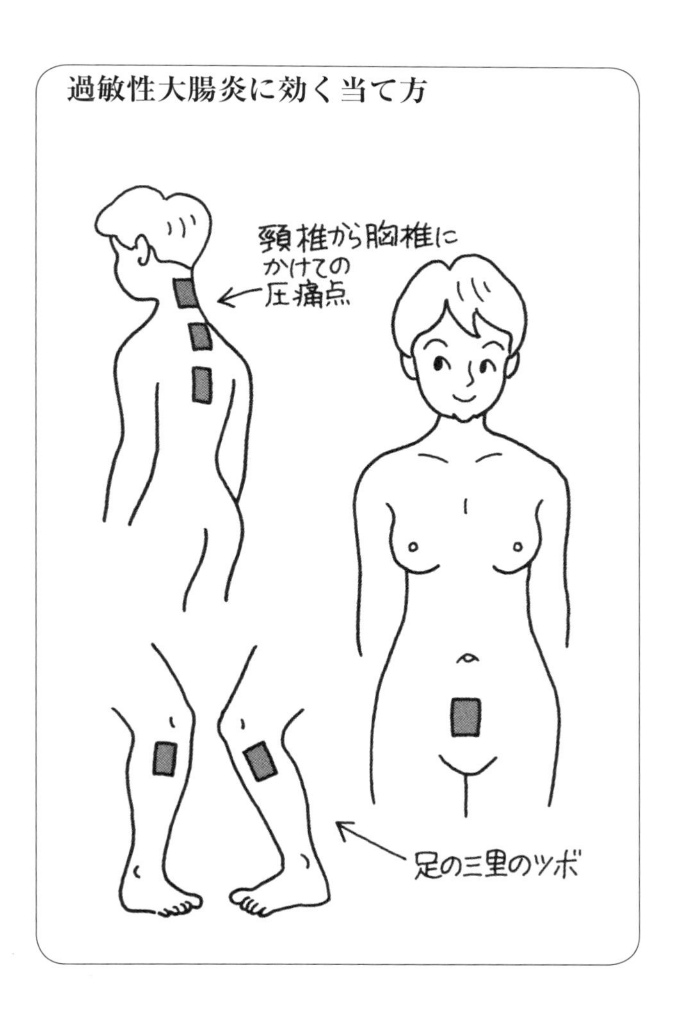
過敏性大腸炎に効く当て方
頚椎から胸椎にかけての圧痛点
足の三里のツボ

基礎編　背骨の故障

背骨を押すと、とても痛みます。故障があるのでしょうか？

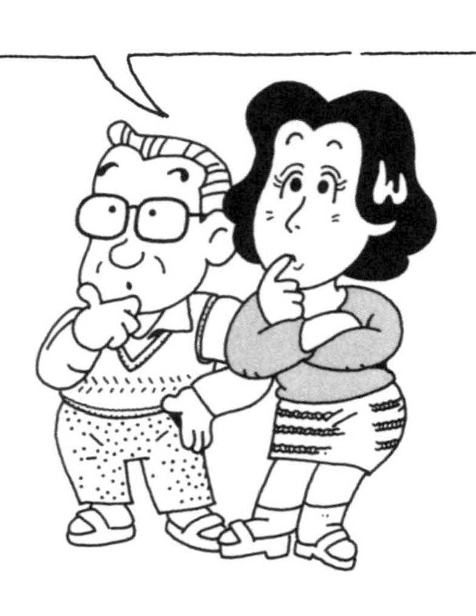

背骨の故障を調べるためには、次のテストをしてください。
まず立ってみます。体が痛みのために曲がれば、故障あり。椎間板ヘルニア＋坐骨神経痛の場合には、真っすぐに立てません。痛みをかばうために、背骨が曲がってしまいます。

次に、直立して、両手を前方に差しだします。そのままの姿勢で、ゆっくりとおじぎをします。おじぎをしても、背骨に痛みがないか、あっても軽い場合は、心配無用です。

おじぎ途中で、中程度以上の痛みを感じたら、要注意です。

「中程度って、どれくらい？」

実際におじぎをしてみれば、すぐわかります。中程度以上ならば、痛くて、おじぎを続けられなくなります。

痛みがさらに激しくなると、両手をももに当て、上半身を支えようとします。こうしたときには、背骨に重い故障ありです。椎間板ヘルニア、脊椎カリエス、脊椎の骨折などです。

治療編　糖尿病

血糖値が高いと言われました。何かいい方法を教えてください。

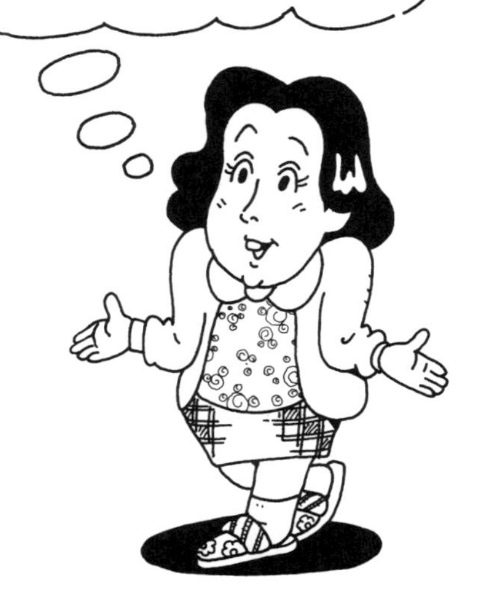

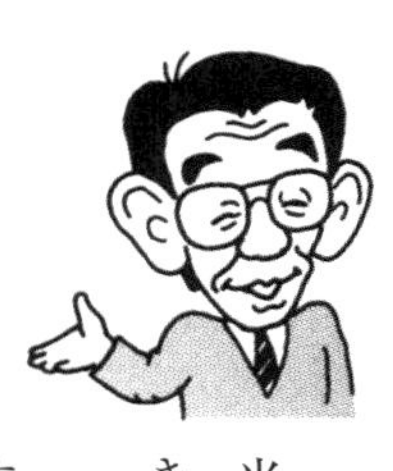

「糖尿病淘汰」という言葉を、ご存知ですか。原始時代のお話です。当時は、獲物も少なかった。だから、わずかのエネルギーで活動できるヒトだけが、次の獲物もとれるし、生き残れるわけです。

もちろん、エネルギーとは血液中の糖分であり、現在の血糖値です。つまり、血糖値の高いヒトだけが生き残った。これが、糖尿病淘汰です。そして生き残りの子孫であるわれわれは、オール糖尿病予備軍。大流行もうなずけます。

糖尿病はカロリーオーバーが原因で、生じる病気です。美食でも粗食でも、カロリーオーバーになれば、必ず発生します。でも、粗食で糖尿病なんて、いかにも残念。どうせならば、美食性のほうがあきらめもつきます。

糖尿病は、動脈硬化をともないやすい病気です。お供の動脈硬化のために、高血圧から脳卒中、冠状動脈硬化から狭心症。また目にも症状があらわれ、失明することもあります。

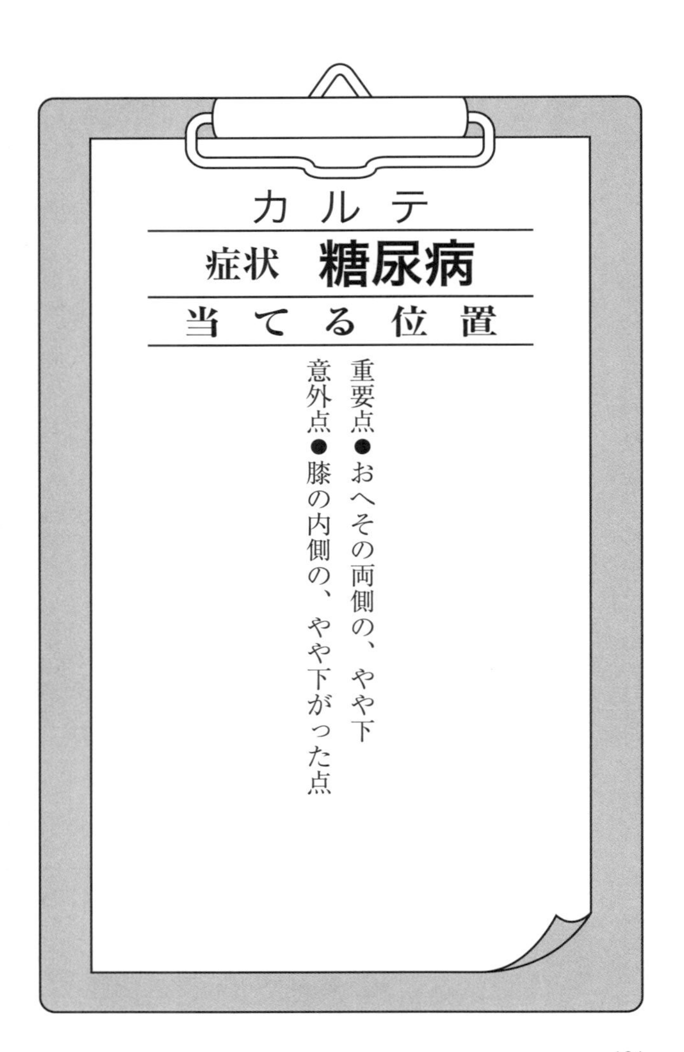
カルテ
症状　糖尿病
当てる位置
重要点●おへその両側の、やや下
意外点●膝の内側の、やや下がった点

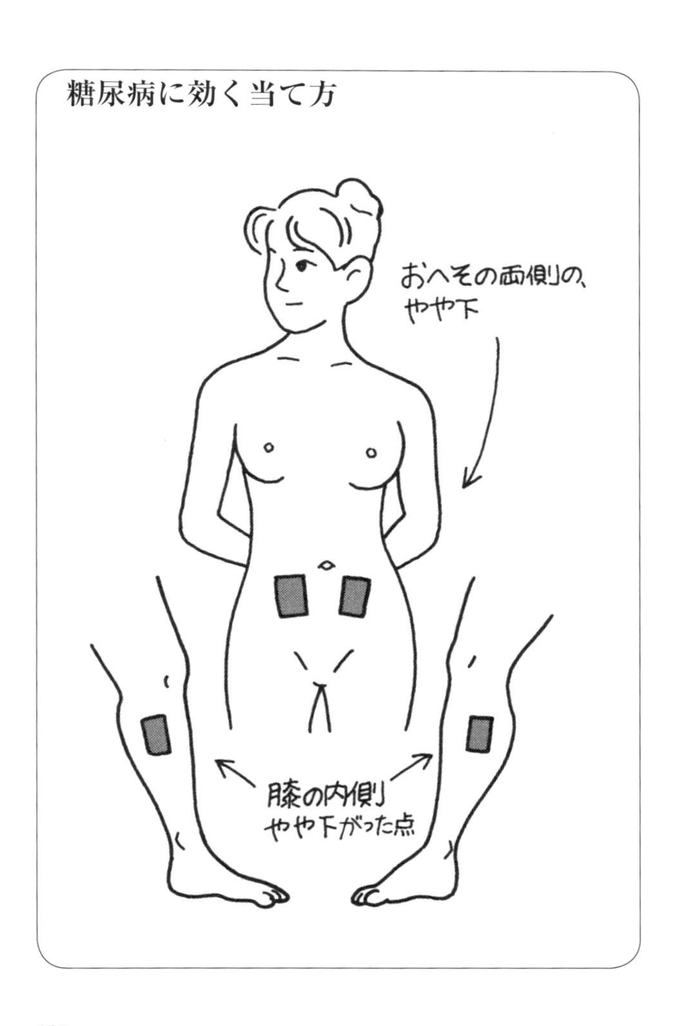
糖尿病に効く当て方
おへその両側の、
やや下
膝の内側
やや下がった点

基礎編　背骨の圧痛点

背骨の圧痛点と病気の関係は?

背骨のなかには、脳からつながる脳脊髄神経が走っています。それだけに、背骨の上の圧痛点から、多くの情報がみつかります。

背骨の圧痛点と病気との関係を次にあげてみましょう。

A点（後頭部と背骨のつなぎ目の圧痛点）―頭痛、鼻炎、イライラ

B点（耳の後ろの乳様突起）――不眠

Cゾーン――咽頭炎、扁桃腺炎、頭痛、上肢神経痛

Dゾーン――イライラ、心臓疾患、呼吸器疾患、喘息、胃疾患

Eゾーン――肝機能低下、胆石症、腰痛

Fゾーン――腎疾患、腸疾患、痔疾患

Gゾーン――坐骨神経痛、婦人科疾患、男子生殖器疾患、膀胱疾患、痔疾患、直腸疾患

正式には、部位は背骨の番号やツボの名称で表されます。しかし、あまりに専門的になりすぎてわかりにくい。そこで、「○○ゾーン」という呼び名にしました。

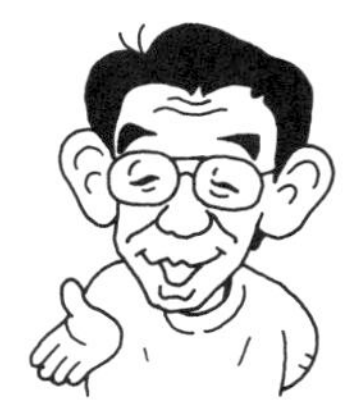

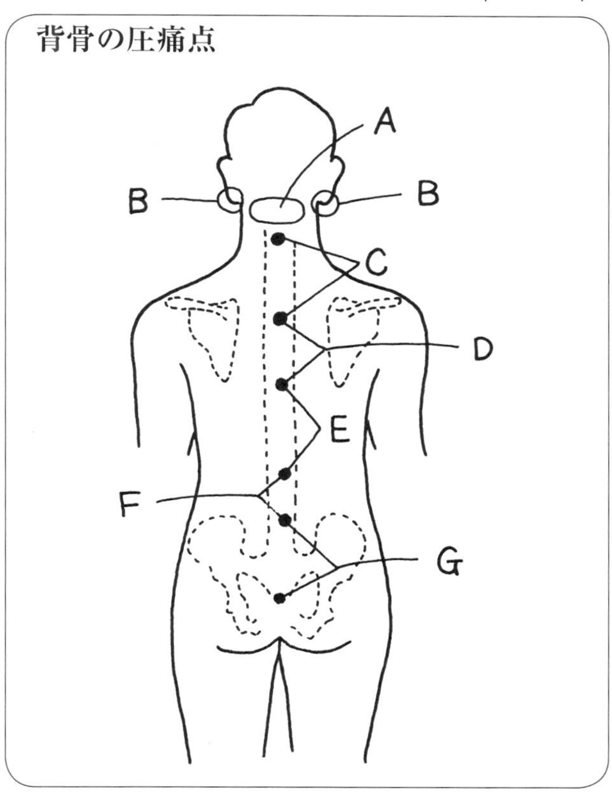
背骨の圧痛点
A
B
B
C
D
E
F
G

治療編　脳卒中

脳卒中の後遺症で苦しんでいます。どうしたらいいの？

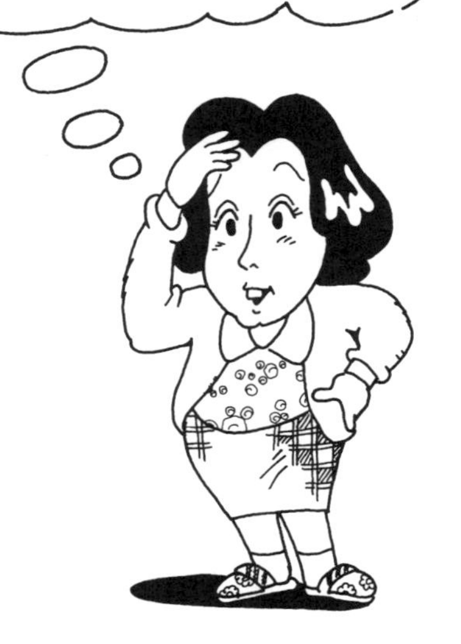

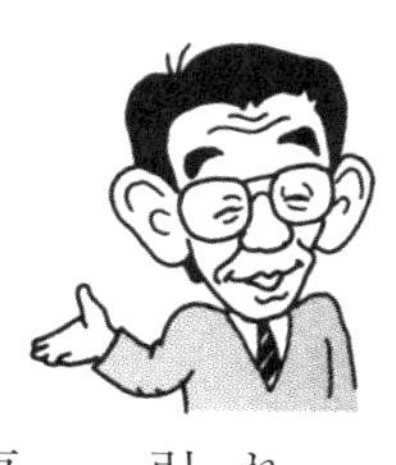

「脳卒中」には、二つの病気がふくまれています。脳内の血管が破れる脳出血と、脳内の血管がつまる脳梗塞。両者ともに、高血圧が引き金となります。

脳卒中の予防は、一にも二にも血圧に注意することです。また、再発予防にも血圧対策がかんじんです。再発率は五〇％といいますから、よほどの注意が必要です。

しかし、脳卒中発作が起きてしまったら、どうしましょう。もちろん、リハビリに専念します。

脳卒中のリハビリをする人には、共通の欠点がみられます。「もうだめだ」、もしくは「もう、だめかもしれない」というあきらめです。

あきらめは、リハビリの最大の敵です。「全力疾走」をしても、やっと四割程度の筋力を使うだけなのです。普通は、三割くらい。つまり、残りの七割を上手に引きだせれば、半身不随でも、かなり自由に動けます。あきらめる前に、七割への挑戦。わかりますね。

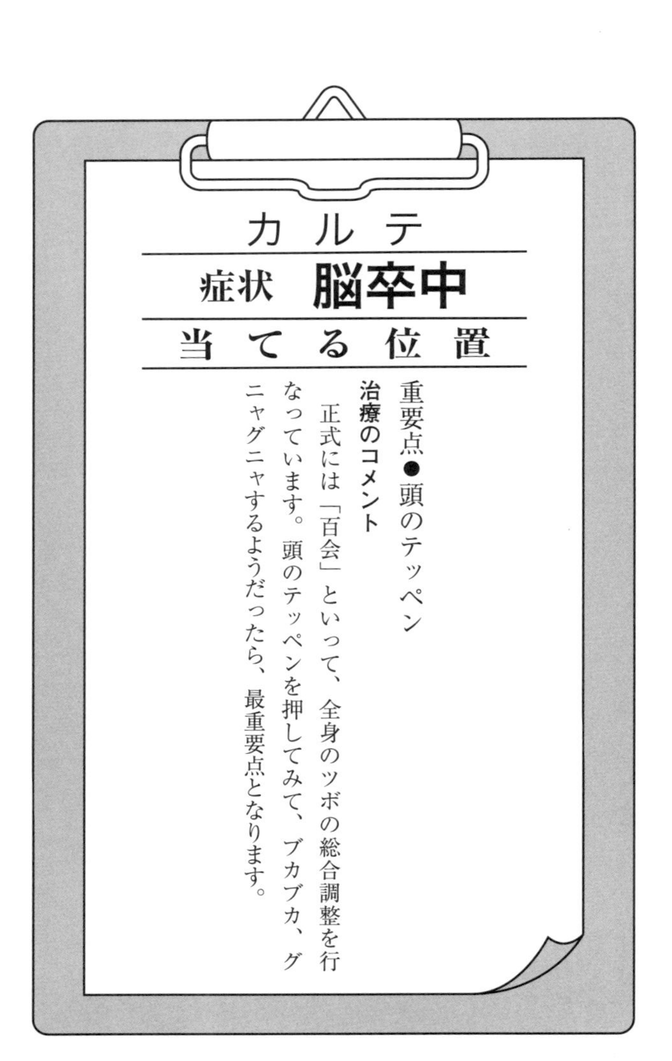
カルテ
症状　脳卒中
当てる位置
重要点●頭のテッペン
治療のコメント
正式には「百会」といって、全身のツボの総合調整を行なっています。頭のテッペンを押してみて、ブカブカ、グニャグニャするようだったら、最重要点となります。

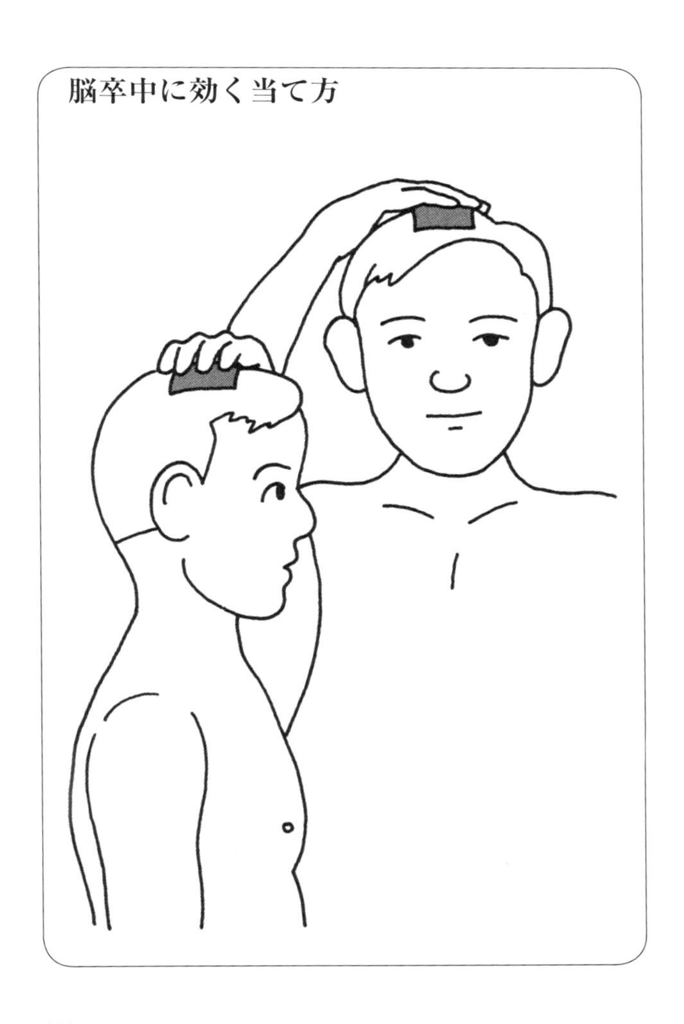
脳卒中に効く当て方

基礎編　腹部の圧痛点

腹部の圧痛点と病気の関係は?

診療室のベッドの上。医師は腹部に手を当てて、あちらこちらを押しまくる。

こうした診察法は、圧痛点探し。前出の通り、圧痛点の下には炎症がある。圧痛点から炎症部分を探しているのです。

A点:肺点——吸器疾患
B点:ムシー肺圧点——呼吸器疾患
C点:プリイシ・アルレグラ氏点——胆道疾患、急性胃炎、胃潰瘍、膵臓炎
D点:肋間胆道点——胆嚢および胆道疾患、肝機能低下
E点:腹部胃潰瘍点——胃潰瘍
F点:胆嚢点——胆嚢疾患
G点:腹部十二指腸潰瘍点——十二指腸潰瘍、胃炎
H点:ジューン氏点——右側……肝臓、胆嚢、胆道疾患
——左側……胃疾患、膵臓疾患
I点:マックバーネー点——虫垂炎、糖尿病、急性腸炎

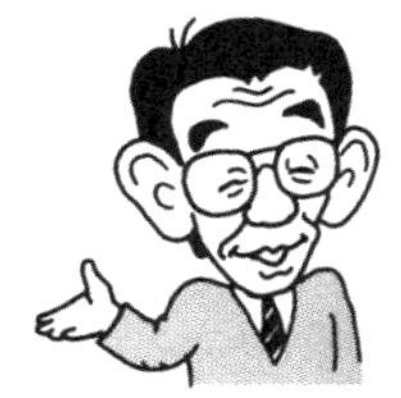

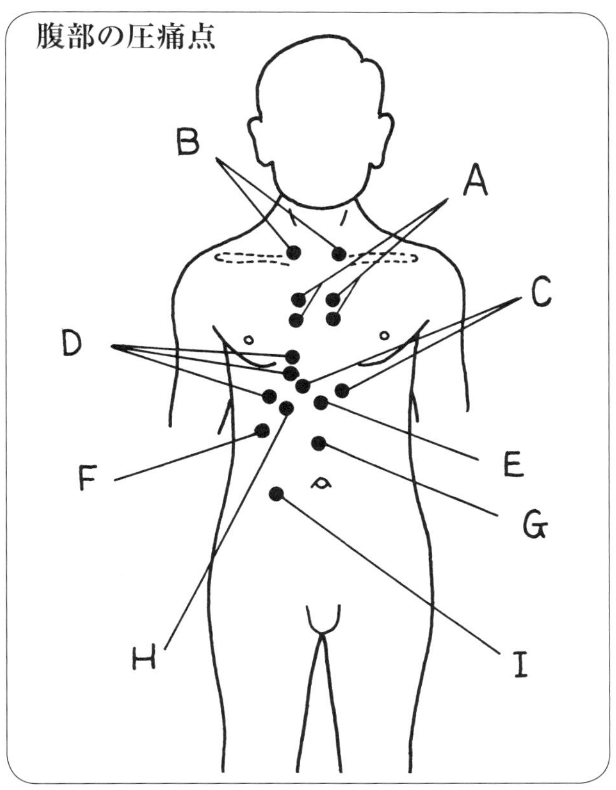
腹部の圧痛点
B
A
C
D
E
F
G
H
I

治療編　便秘

便秘です。何かいい方法はありませんか?

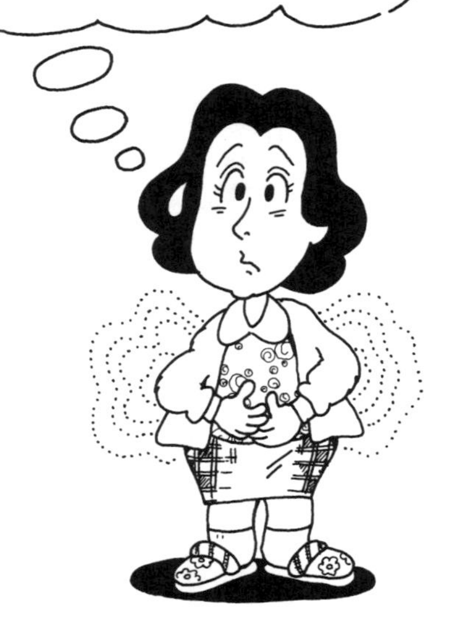

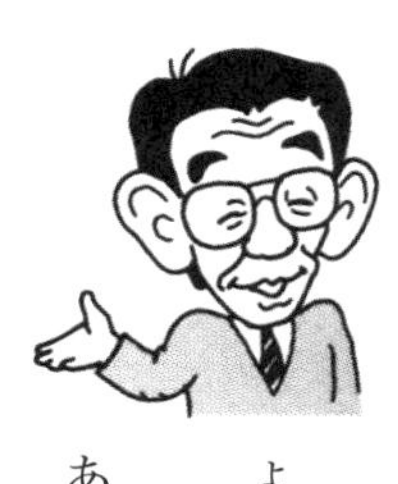

ケチだから、出すものは便も出さない、というわけでもないでしょうが、女性と便秘は、昔から縁が切れないようです。腸は全長約八メートルの長旅です。スムースに出ないことだってあるでしょう。

便秘の原因は、いろいろ考えられます。食物の消化がよすぎてカスが残らない。腸の緊張が強すぎる。弱すぎて、送り出す力が不足する。さらに、定刻トイレの習慣がないことと、短時間すぎること。でも、本当の原因は、トイレにあります。つまり、トイレがハッピーでないのです。

便秘の人は、いますぐハッピートイレをつくってください。壁をカラフルにしたり、読書ルームに変身させる。電話だって、トイレ専用が欲しい。

トイレの居心地がよければ、長居ができる。それだけ出るチャンスも増えるわけです。

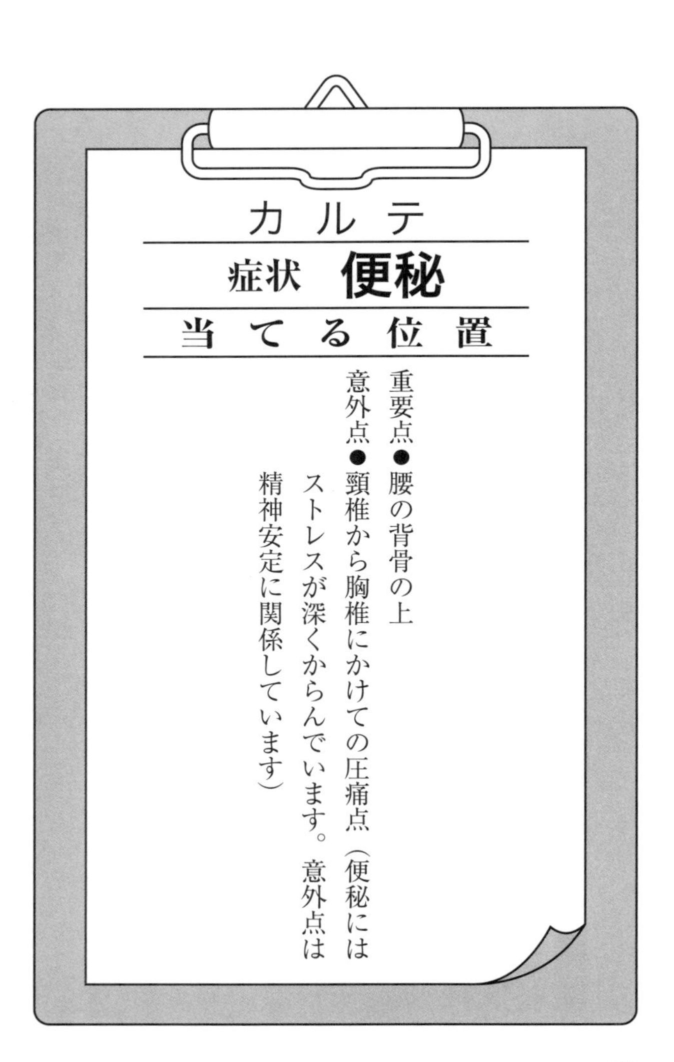
カルテ
症状　便秘
当てる位置
重要点●腰の背骨の上
意外点●頸椎から胸椎にかけての圧痛点（便秘にはストレスが深くからんでいます。意外点は精神安定に関係しています）

便秘に効く当て方

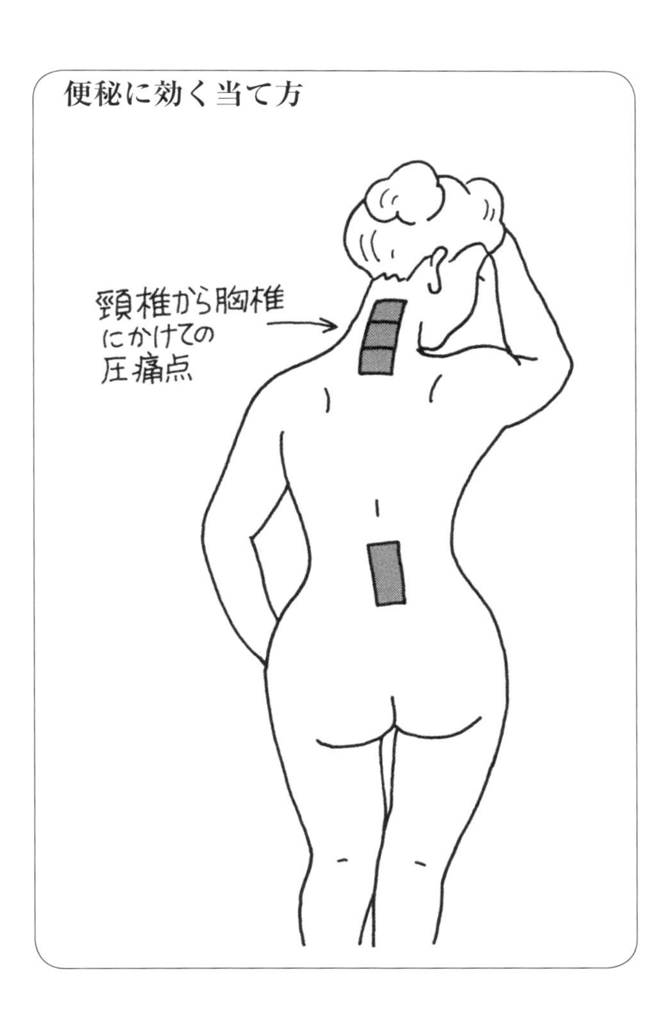

基礎編　背中の圧痛点

背中の圧痛点と病気の関係は？

やはり正式名がむずかしいので、番号で表します。

1点：乳様突起点――不眠、頭痛、鼻疾患、咽頭炎、扁桃腺炎
2点：後頭部点――感冒、頭痛、肩こり、鼻疾患、眼疾患
3点：肩甲点――五十肩、心臓疾患、喘息
4点：背部胆嚢胆道点――胆嚢および胆道疾患、肝機能低下
5点：背部十二指腸潰瘍点――十二指腸潰瘍、胃炎
6点：胆石点――胆石発作
7点：臀部点――胃、十二指腸潰瘍
8点：肩甲間点――心臓疾患、高血圧、胃疾患、食道疾患
9点：妊娠点（女子）――妊娠時前立腺炎
（男子）――前立腺疾患
10点：仙部点――大腸疾患、直腸疾患、膀胱疾患、痔疾感

これらのツボは生命活動に直結する重要なものばかりです。前出のように、圧痛点―ツボ―関連痛ですから、早速治療してください。

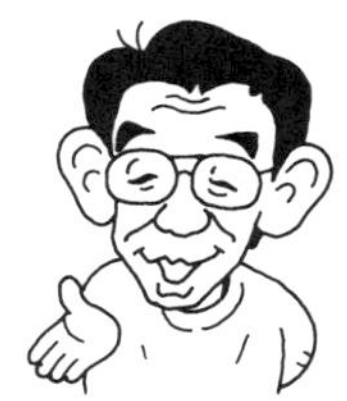

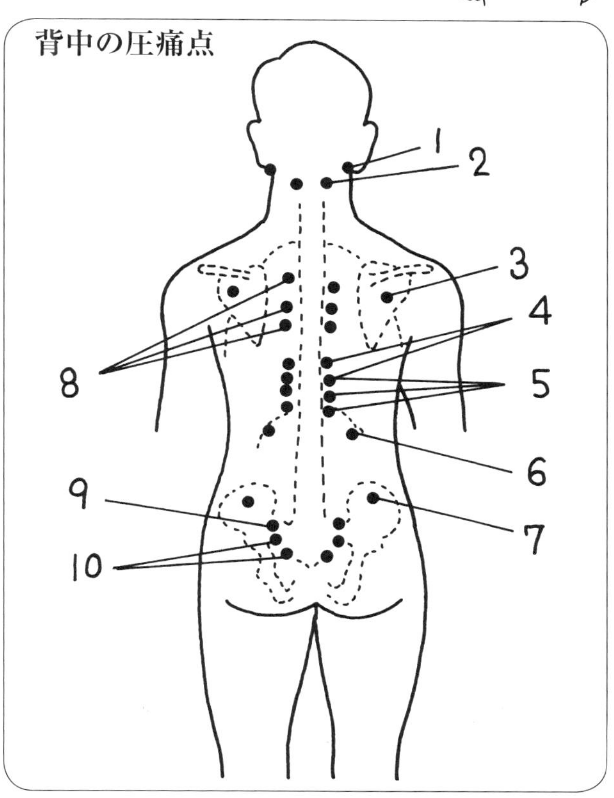
背中の圧痛点
1
2
3
4
5
6
7
8
9
10

治療編　喘息

喘息で呼吸困難になります。ラクになる方法を教えてください。

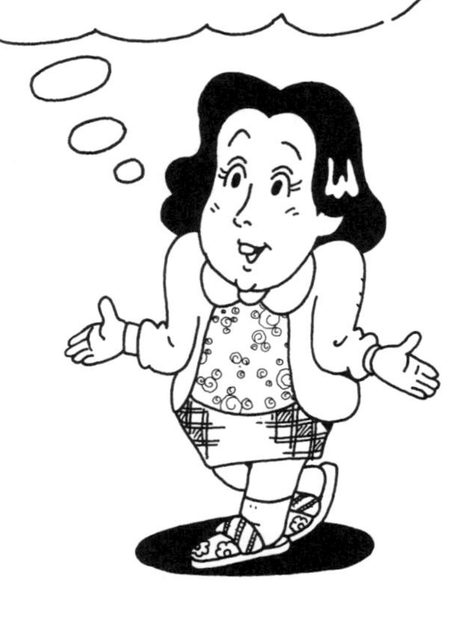

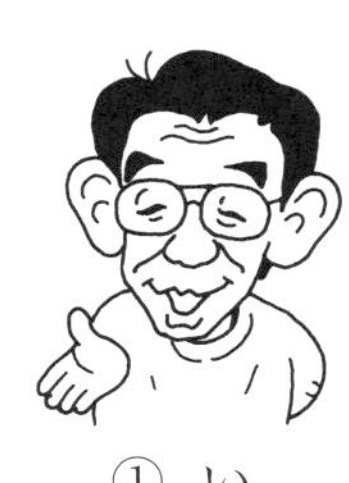

気管支喘息の原因は、アレルギー性のもの、自律神経性のものと、いろいろです。でも、こんな違った見方もあります。

①発作の前には、急に尿量が増加する。

喘息は水分代謝の異常から発生する。多すぎた水分が、尿になって出る。だから、発作前には水分が増える。

②発作前には、強い肩こりがする。

喘息の現場は肺臓です。肺臓で喘息が暴れれば、被害は背中に現れる。それも、背中の上部、つまり肩です。だから肩こりというわけです。

発作時の心得は、なにより落ちつくことです。呼吸も苦しい、顔色もかわる、いまにも死にそう。だれでも慌てます。

喘息には自律神経が深くからんでいる。周囲の狼狽は、そのまま病人の自律神経を経由して、パニックを生むのです。介護者は慌てず、冷静に行動する。それだけで、病人はたいへんラクになります。

カルテ

症状 **喘息**

当てる位置

重要点●肩甲骨の背骨の間の圧痛点（両側）

意外点●頸椎から胸椎にかけての圧痛点

●のどぼとけの両側（急の場合は片側でもよい）

治療のコメント 普段からの注意。

①規則正しい生活

自律神経のバランスをととのえるためにも、規則正しい生活が必要です。なお、のどぼとけの両側には、星状神経節があって、自律神経の調整に役立ちます。

②肩こりに注意

発作前、最中の肩こりは必至です。ですから、普段から肩こりを消しておけば、コースも中断。発作も起こらないというわけです。

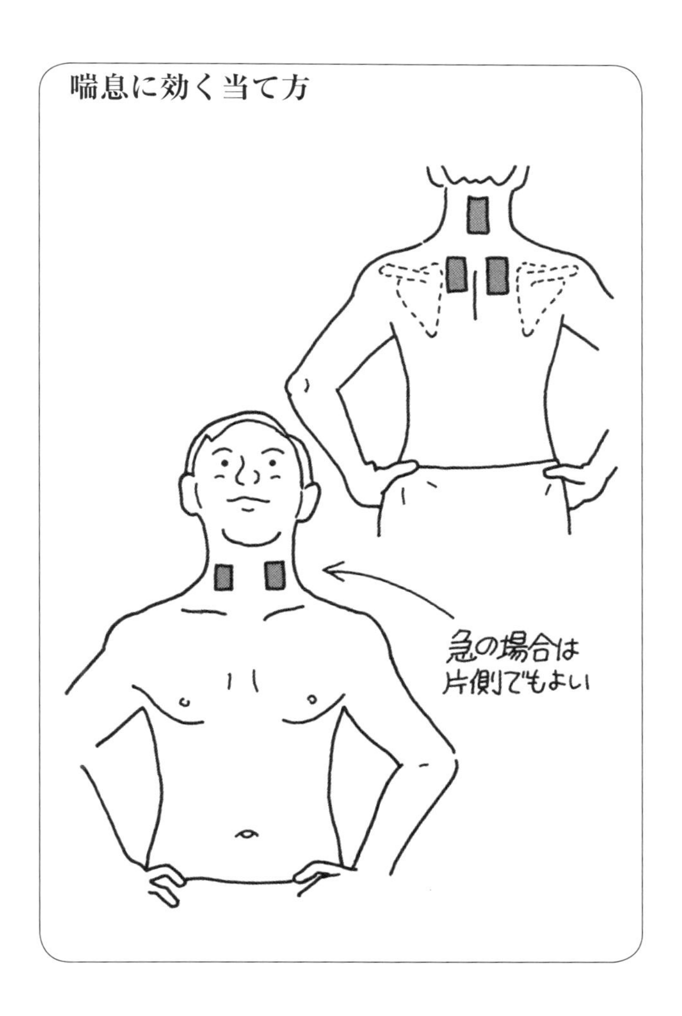
喘息に効く当て方
急の場合は
片側でもよい

治療編　不眠症

寝つきが悪いのです。よく眠れる方法を教えてください。

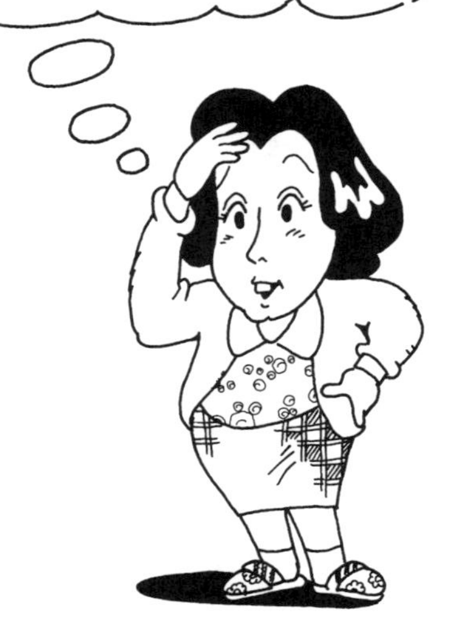

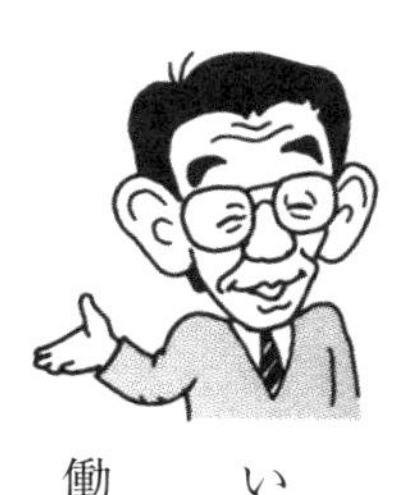

寝つきが悪い。寝起きが悪い。眠れない。夜中に目覚めてしまう。いずれも不眠症の仲間です。

酷ないい方をすれば、不眠は怠けものへの罰です。逆に、熟睡は働きものへのご褒美。

人間は活動リズムで生活しています。昼間は働くから緊張。夜は休息。そして、昼間と夜は、ちょうど山と谷の関係です。昼間の山が高いほど、夜の谷は深くなる。熟睡が働きものへのご褒美であることが、わかったでしょう。

さらに、不眠者のいい訳は、きまって「昨夜寝ていないから、今日がつらい」。

とんでもない。人間には、貯蓄エネルギーがあります。一晩や二晩、眠れなくてもだいじょうぶ。つらいのは、思いこみにすぎません。思いこみを無視してがんばれば、今夜は熟睡できます。

カルテ

症状　**不眠症**

当てる位置

重要点●頸椎上の圧痛点

治療のコメント

不眠解消の決め手は、早朝起床です。不眠者のほとんどは、朝がまるで苦手な人です。これでは、不眠も治りません。

一日の活動リズムは朝にはじまる。スタートでつまずけば、グッドエンディングがあるわけない。早朝起床は、たしかにつらい。でも、不眠を克服するためです。がんばってください。

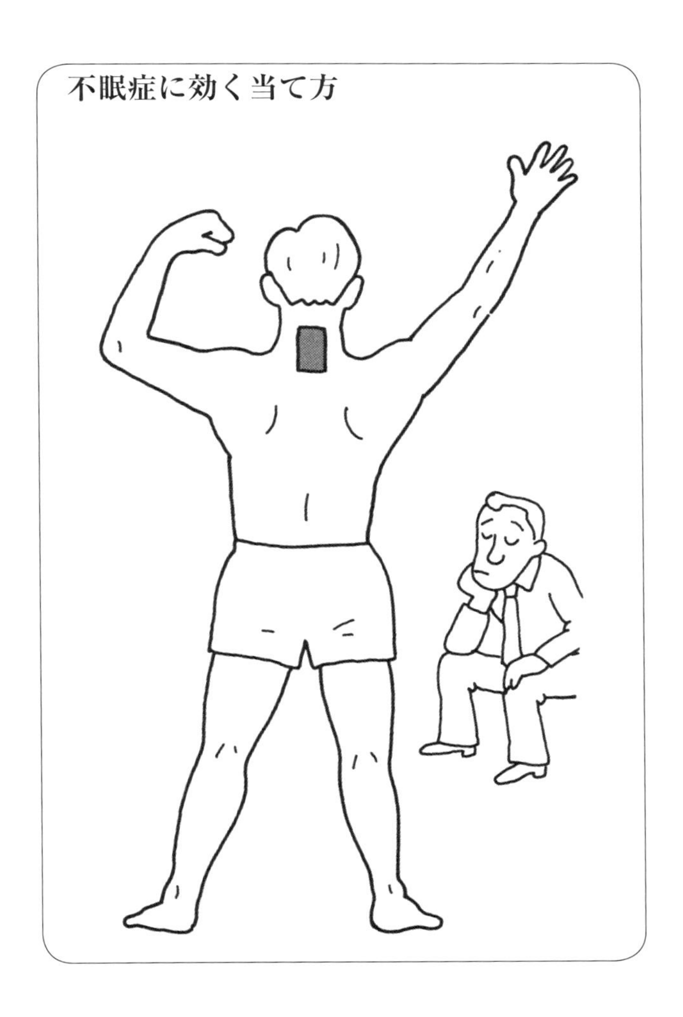
不眠症に効く当て方

治療編　骨粗鬆症

骨粗鬆症で、腰が痛い。どうしたらいいんですか？

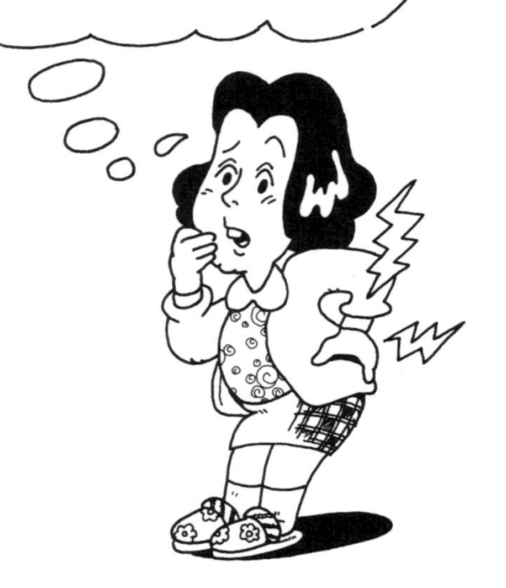

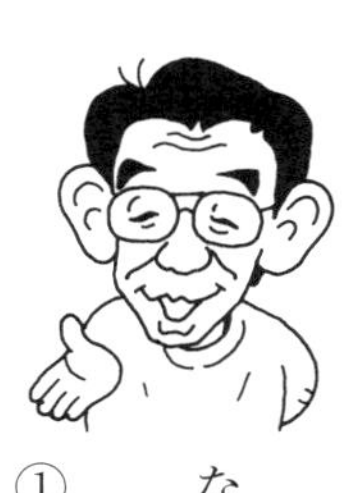

骨粗鬆症は、骨のなかのカルシウム分が溶けだして、骨がもろくなる病気です。溶けだす理由は、やはり老化です。

骨粗鬆症になりやすい人の、条件を調べてみましょう。

①閉経前後の女性。

閉経は女性ホルモンの停止を意味します。女性ホルモンの分泌が停止すれば、カルシウム代謝も変化します。結果、骨中のカルシウムが溶けだすのです。

②若くても、ダイエット夢中組は危ない。

ダイエットとは、究極の栄養失調です。ですからカルシウム不足も当然です。

統計的にみても、日本の全女性には、骨粗鬆症による大腿骨骨折が少ない。理由は、ライフスタイルにあるようです。大家族主義が残っていて、まだ嫁が面倒をみてくれる。だから、アメリカ人に比べて、四倍も転ばない。だから、骨折が少ないのです。

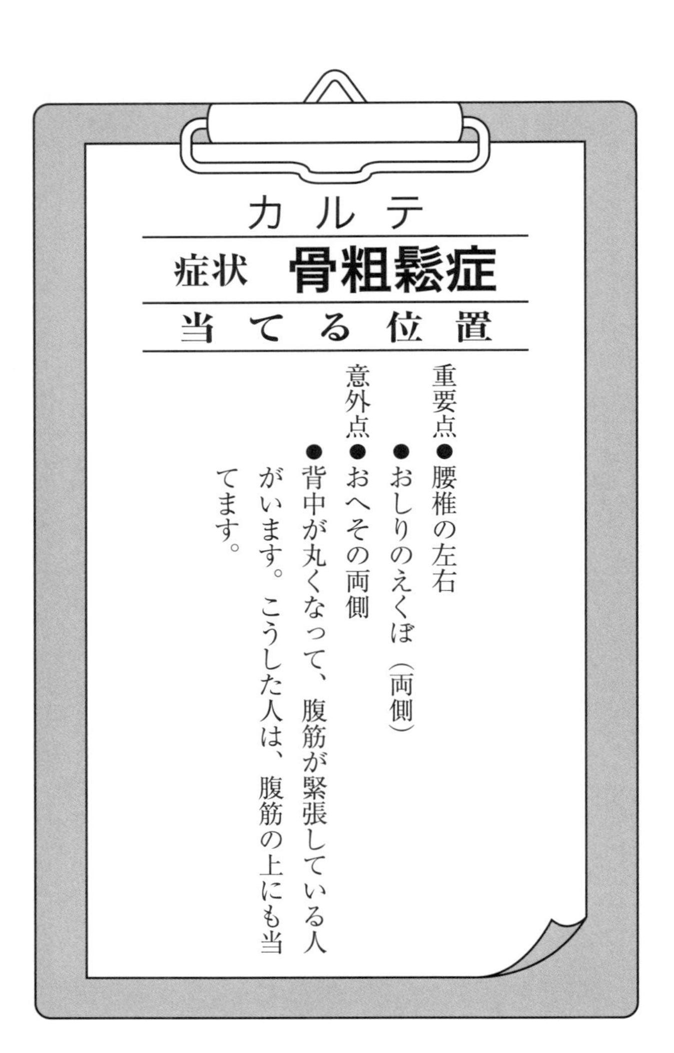
カルテ
症状　骨粗鬆症
当てる位置
重要点●腰椎の左右
●おしりのえくぼ（両側）
意外点●おへその両側
●背中が丸くなって、腹筋が緊張している人がいます。こうした人は、腹筋の上にも当てます。

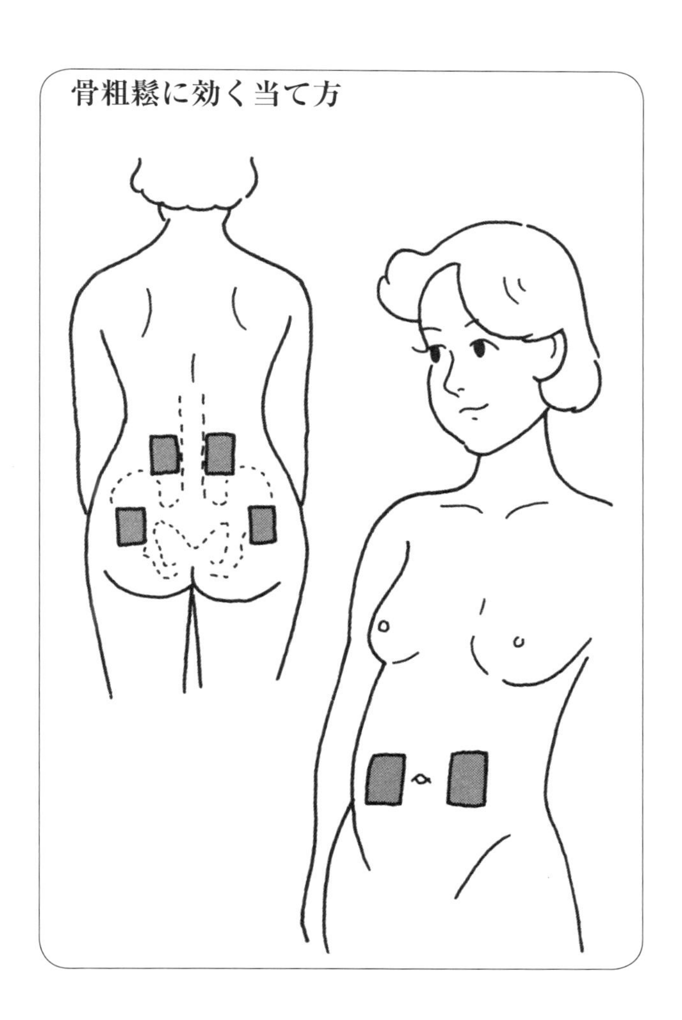
骨粗鬆に効く当て方

治療編　更年期障害

更年期障害でめまいや動悸がして困っています。

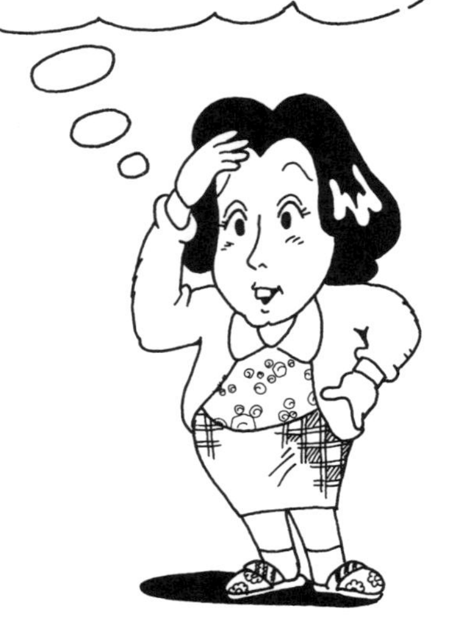

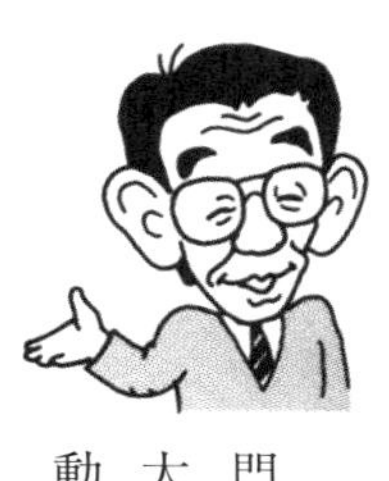

　更年期は、すべての女性の通らなければならない門です。しかし、門には、狭いのもあれば、広いのもある。不幸にして、狭かったら大変です。ほてり、のぼせ、冷え、動悸、汗。さらには骨粗鬆症、動脈硬化、不安感、めまいと、多彩な症状に苦しむのです。
　また、更年期障害になりやすい人には、こんな特徴があります。

①自信喪失型
　昔は美人、いまは………

②母性自律神経型（母親が更年期障害に苦しんでいた）
　更年期障害には自律神経がからんでいます。自律神経の不調は親ゆずりであることが多いのです。

③子離れ恐怖型
「夫より息子」タイプでは、子離れと同時に症状が悪化します。

④完璧主義型
　凝り性で完璧主義、おまけに依存型。絶望的です。

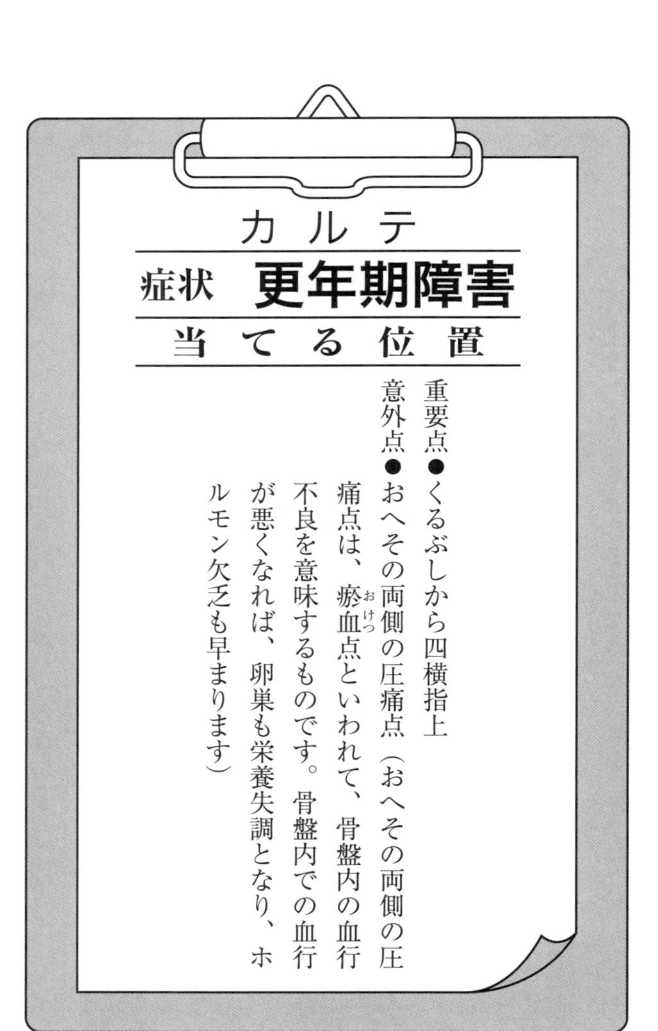
カルテ

症状　更年期障害

当てる位置

重要点●くるぶしから四横指上

意外点●おへその両側の圧痛点（おへその両側の圧痛点は、瘀血（おけつ）点といわれて、骨盤内の血行不良を意味するものです。骨盤内での血行が悪くなれば、卵巣も栄養失調となり、ホルモン欠乏も早まります）

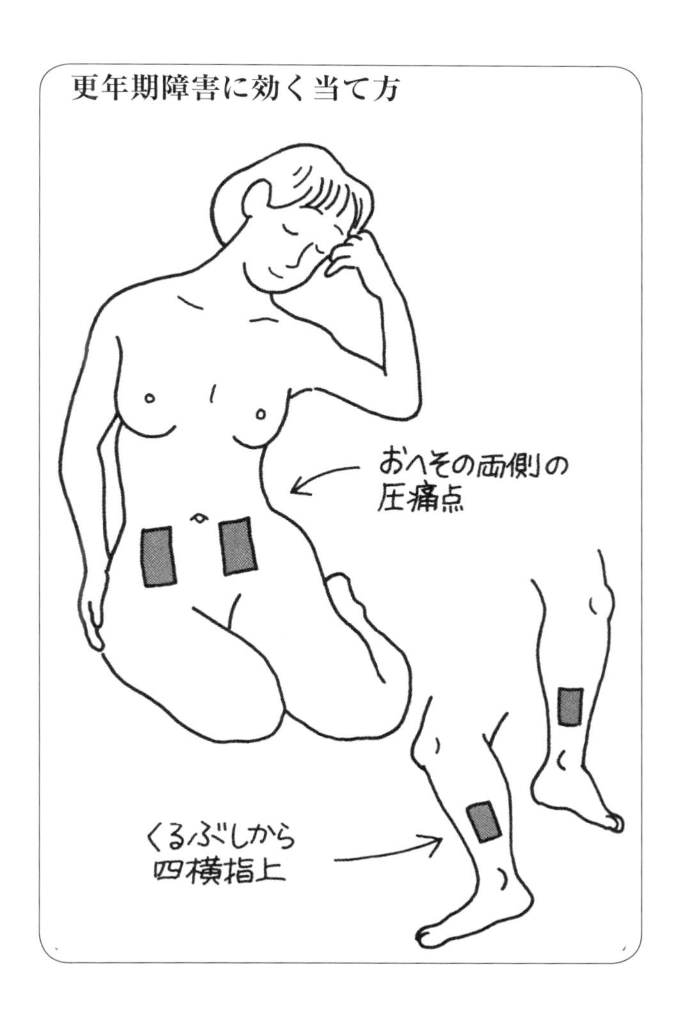
更年期障害に効く当て方
おへその両側の
圧痛点
くるぶしから
四横指上

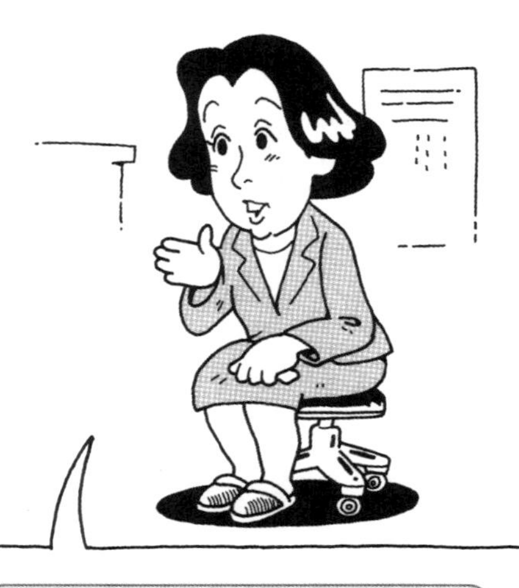

応用編　更年期障害

男にも更年期障害ってくるのでしょうか?

ありますとも。でも、男性の更年期障害は女性のそれにくらべて、派手ではありません。

女性の更年期には、閉経もあれば、バストの張りもなくなってしまう。つまり、外見的にも大きな変化があります。

一方、男性の更年期は、あくまでも控えめです。外見的にも、はっきりとしません。

理由は、ホルモンの変化が、女性のように、急激ではないからです。もちろん、なかには超特急型もありますが、一般的には、ゆるやか型です。

それでも、中年以降の男性は、ウツ傾向になったり、セックスパワーがダウンしたりします。つまり「なかだるみ」と呼ばれる現象が起きてきます。なかだるみ現象イコール男性の更年期なのです。

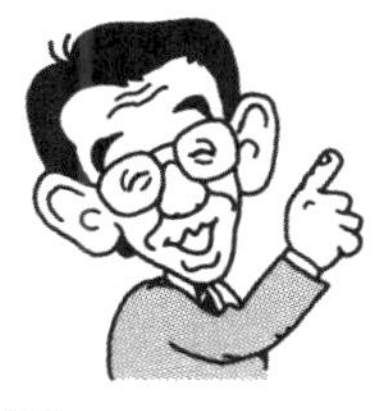

治療編　尿失禁

恥ずかしい話ですが、最近おもらしをします。どうしたらいいの？

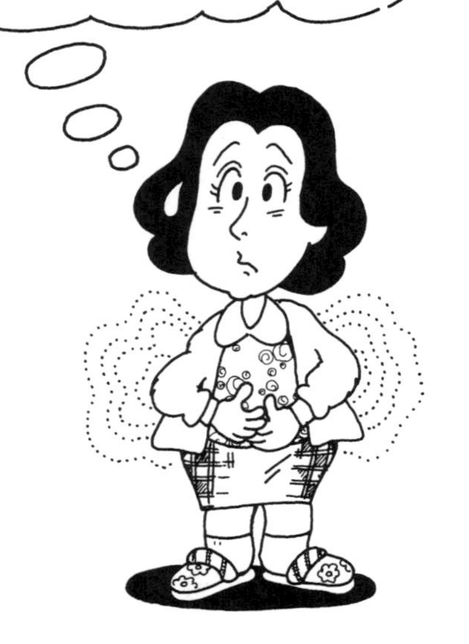

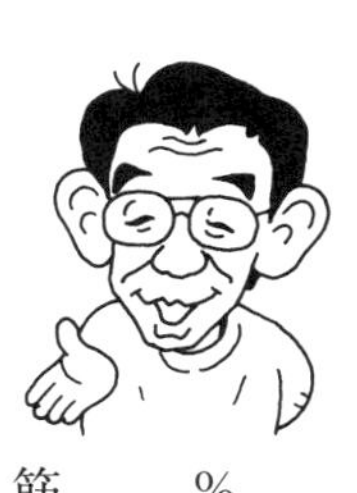

おもらし（尿失禁）は、珍しい現象ではありません。女性の七〇％は、なんらかの理由でおもらしをするといいます。

女性の尿道は短い上に、閉じ方も簡単構造です。また、膀胱括約筋にも、老化やその他の理由で、疲労が起こる。こうした時点で、腹圧がかかれば、たちまちおもらししてしまいます。

女性のなかには、こんな人もいます。「長い間、走ったこともなければ、大笑いしたこともない。すれば、必ずおもらし。おまけに、大人のおもらしなんて、恥ずかしくて、診察も受けられない」

重症例になれば、手術で治療します。一般には、おもらし防止運動で、かなり好転します。

方法は簡単です。肛門に力を入れて閉める。そのままで一〇秒。そして力をぬく。たったこれだけ。肛門に力を入れると、ついでに膀胱括約筋にも力が入って閉鎖訓練になる。そして、おもらし防止になるのです。

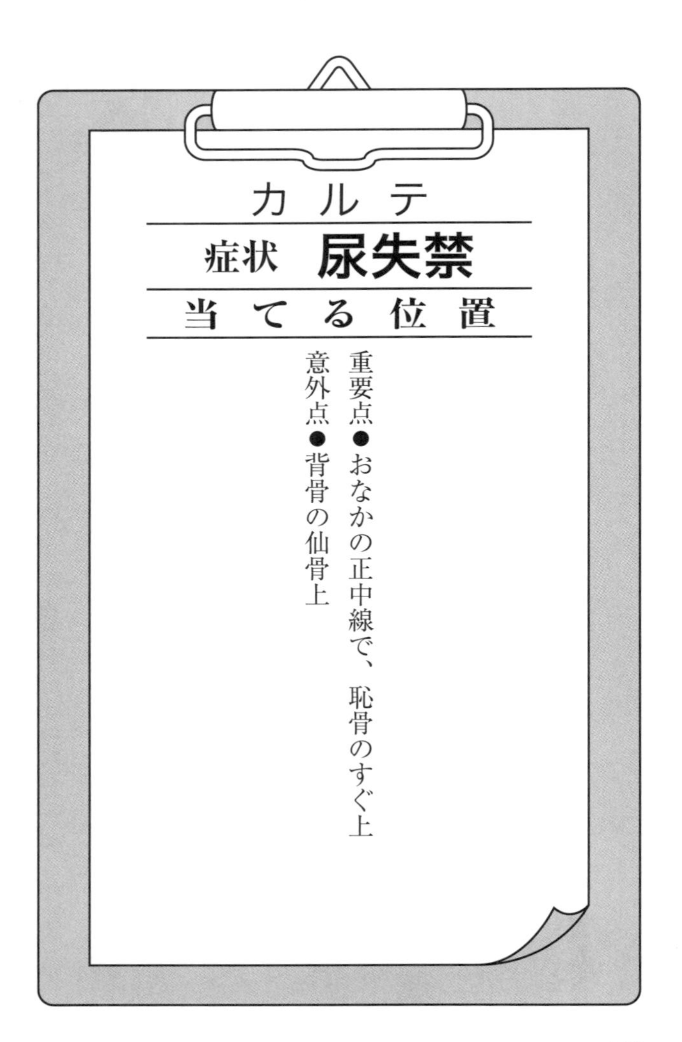
カルテ
症状　尿失禁
当てる位置
重要点●おなかの正中線で、恥骨のすぐ上
意外点●背骨の仙骨上

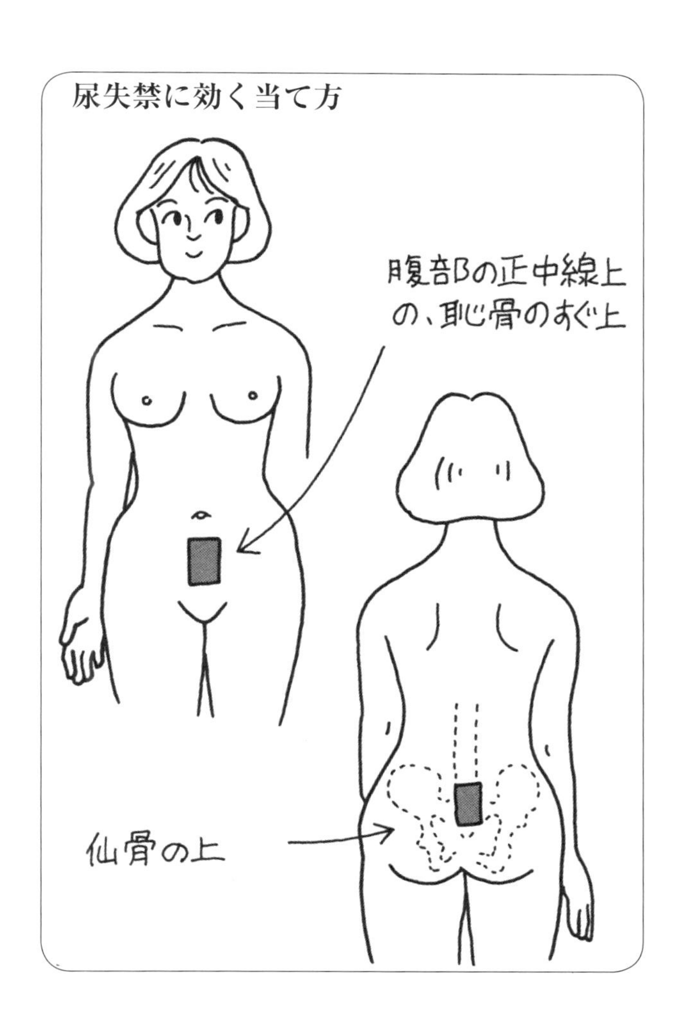
尿失禁に効く当て方
腹部の正中線上
の、恥骨のすぐ上
仙骨の上

治療編　神経性瀕尿

トイレが近くなって夜も心配です。どうしたらいいのでしょうか？

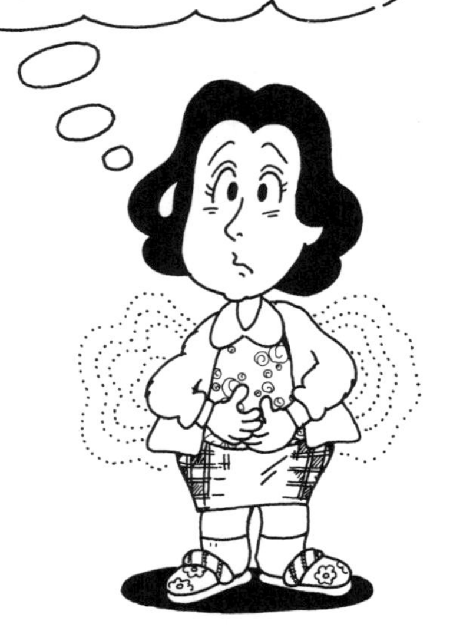

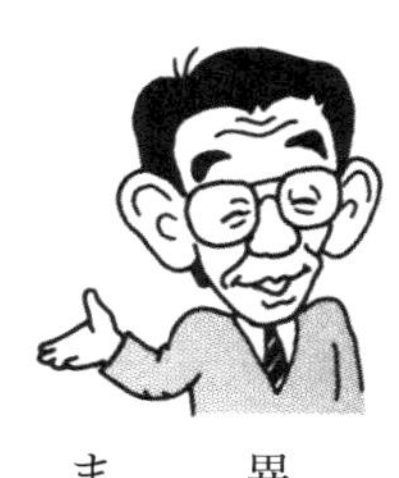

トイレから出ても、すぐ尿意がある。そして、尿を検査しても、異常なし。こうした頻尿を、「神経性頻尿」といいます。

神経性頻尿は、更年期に多く現れ、見逃せないやっかいものです。また、神経質な人では、膀胱炎に引き続いて発生します。

でも、原因はあくまでも神経です。なにかに集中しているときは、トイレ通いも忘れてしまう。熟睡すれば、夜は解放されるという程度なら、そんなに心配する必要はないでしょう。

排尿の回数は、習慣による部分が大きいものです。頻尿を気にせずに、〝出したくなったら行く〟くらいに、気軽に対処してください。

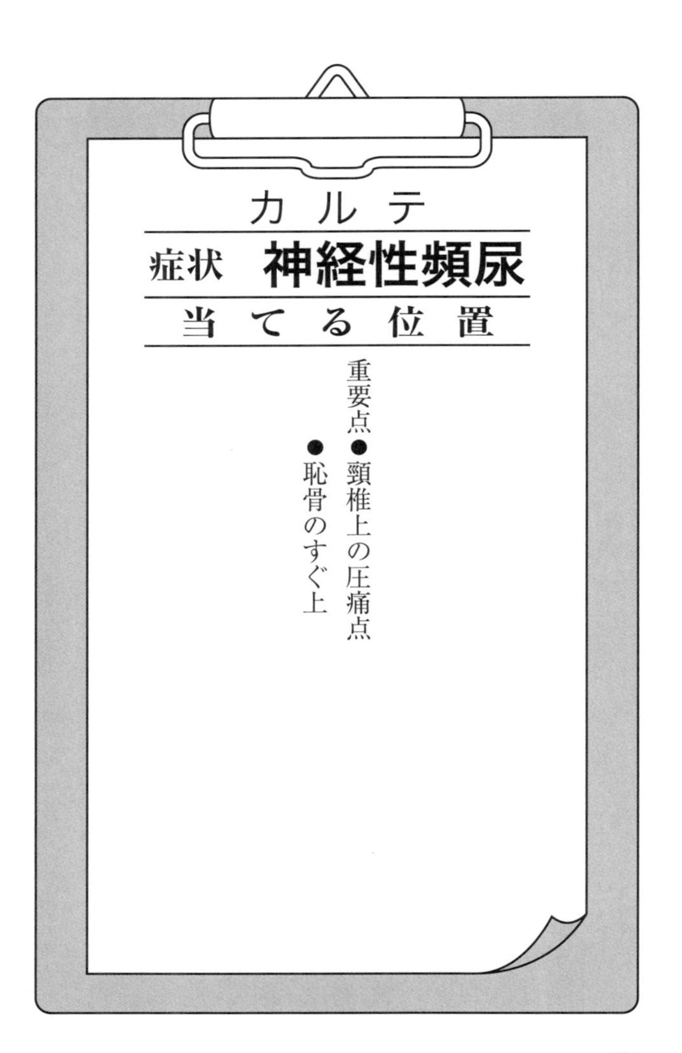
カルテ
症状　神経性頻尿
当てる位置
重要点●頸椎上の圧痛点
●恥骨のすぐ上

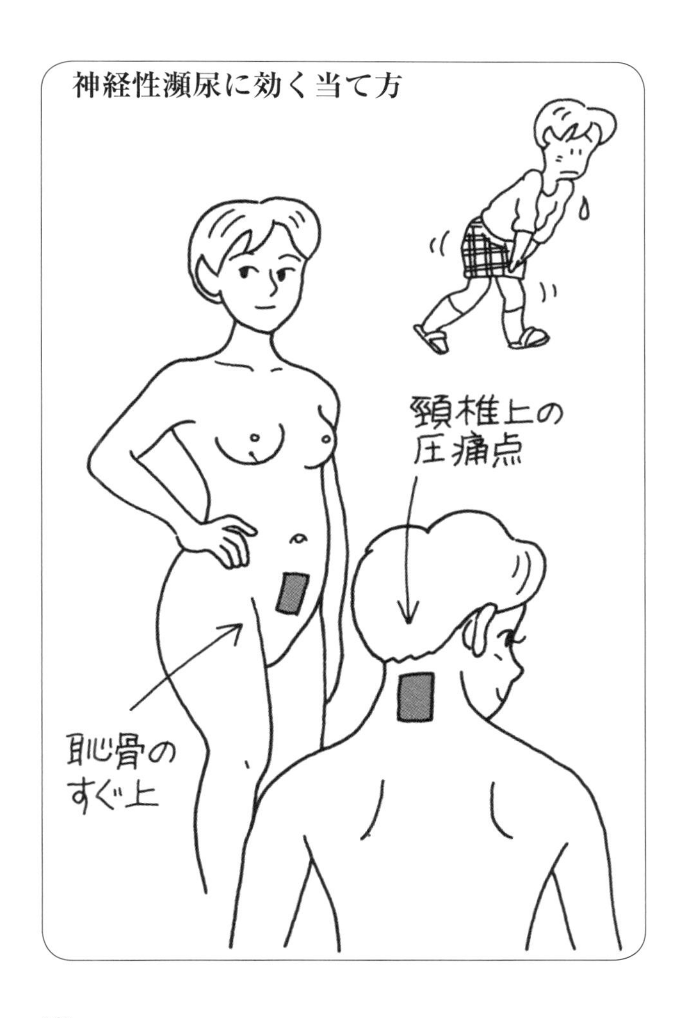

神経性瀕尿に効く当て方

治療編　膀胱炎

膀胱炎を繰り返します。何かいい方法はありませんか？

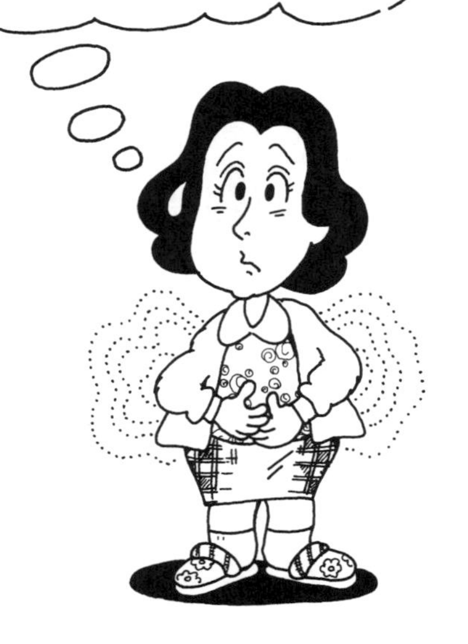

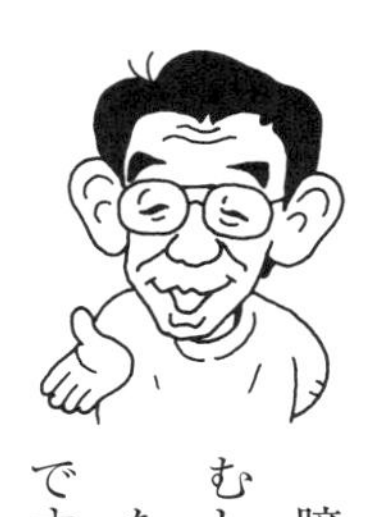

膀胱炎は女性と仲良しの病気です。それも、ただの仲良しでない。むしろ、親友といった間柄なのです。

なにしろ女性の尿道は短い。外部から細菌が侵入しやすい。それですぐ膀胱炎になるのです。男性には、膀胱炎の前哨戦として、尿道炎がありますが、女性の場合、尿道が短いため、尿道膀胱炎という形をとります。膀胱炎は、急性といわれるうちが勝負です。慢性化すると、「慢性再発生」となって、幾度となく、繰り返します。

膀胱炎では、血液や細菌、膿のために、尿が濁ります。そこで、自覚症状と尿の濁りがなければ、それで治癒、と考えがちです。

これが大きな誤りです。自覚症状がなくなっても、尿がきれいになっても、細菌が尿の中にいる間は、治療は継続するべきです。

一般的な大腸菌感染で、最低一週間は抗生物質の服用が必要といいます。自己判断でクスリを中止すると、慢性化しやすいのでくれぐれも、注意してください。

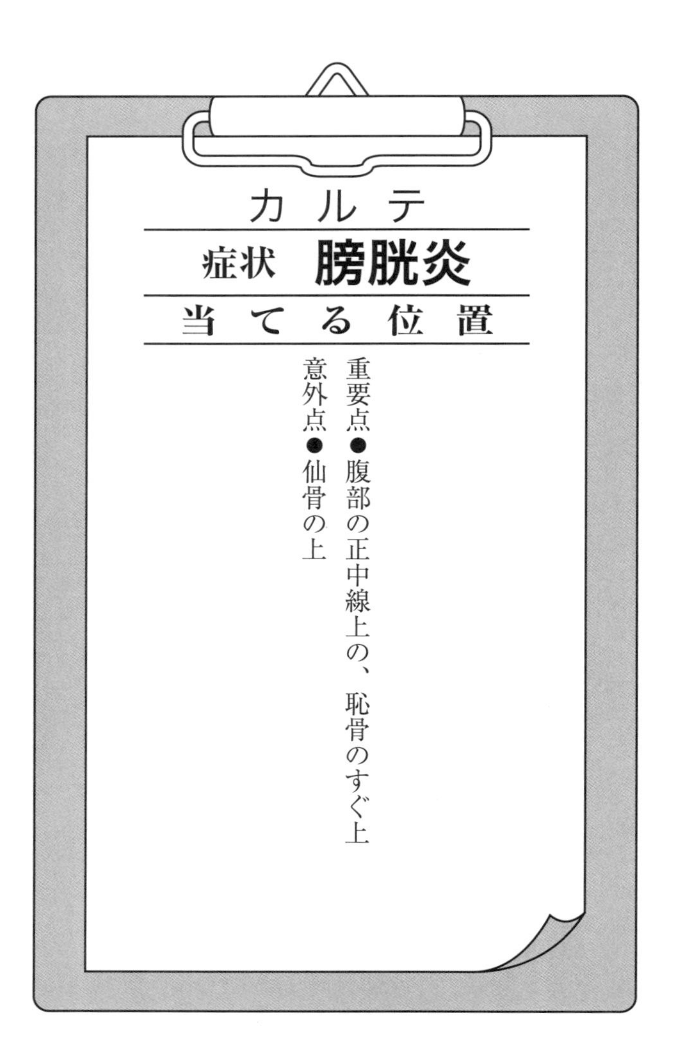
カルテ
症状　膀胱炎
当てる位置
重要点●腹部の正中線上の、恥骨のすぐ上
意外点●仙骨の上

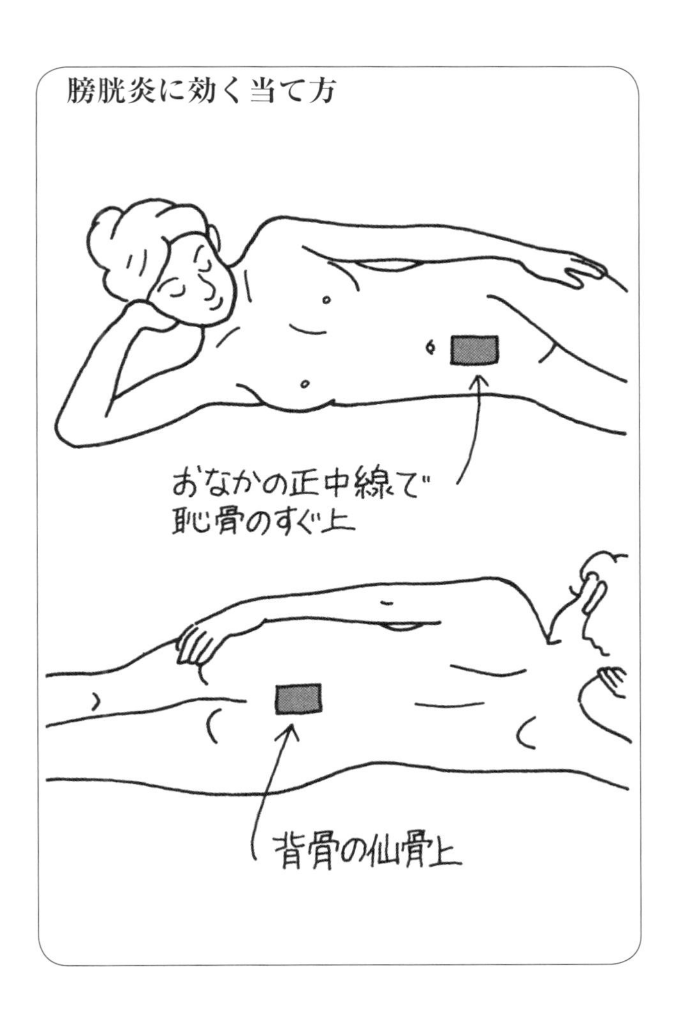
膀胱炎に効く当て方
おなかの正中線で
恥骨のすぐ上
背骨の仙骨上

治療編　肝炎

肝炎は無症状と聞きました。本当ですか？

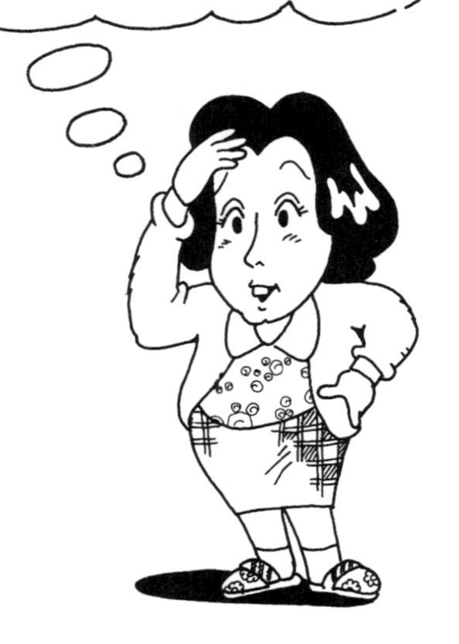

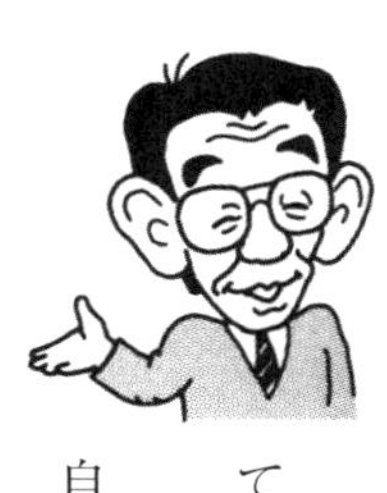

肝臓は沈黙の臓器といいます。「だから、症状がない。悪くなっても気がつかない」。本当かな？

なかでも、おしゃべり嫌いとされている慢性肝炎。でも、本当は自覚症状が少なくありません。

（症状）	（活動型）	（非活動型）
だるさ	八〇％	六七％
みぞおちの不快感	六五％	五〇％
食欲不振	四〇％	三〇％
悪心・嘔吐	二〇％	三五％

ざっと並べても、これだけあるのです。沈黙の臓器だと信じこんでいるのは、とんだ間違いですよ。

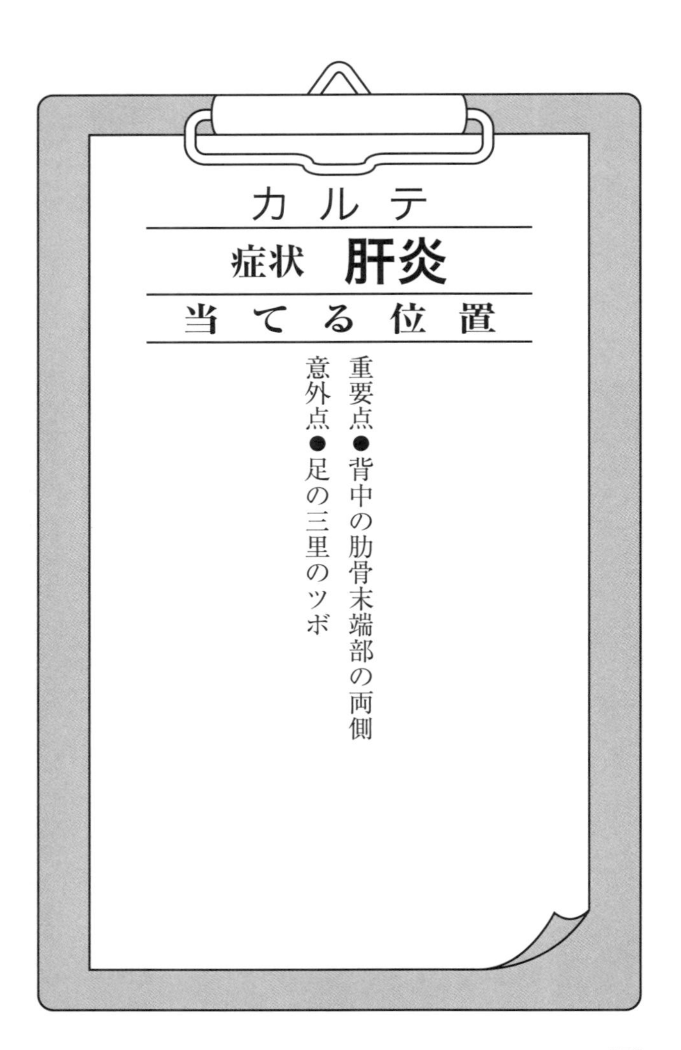
カルテ
症状　肝炎
当てる位置
重要点●背中の肋骨末端部の両側
意外点●足の三里のツボ

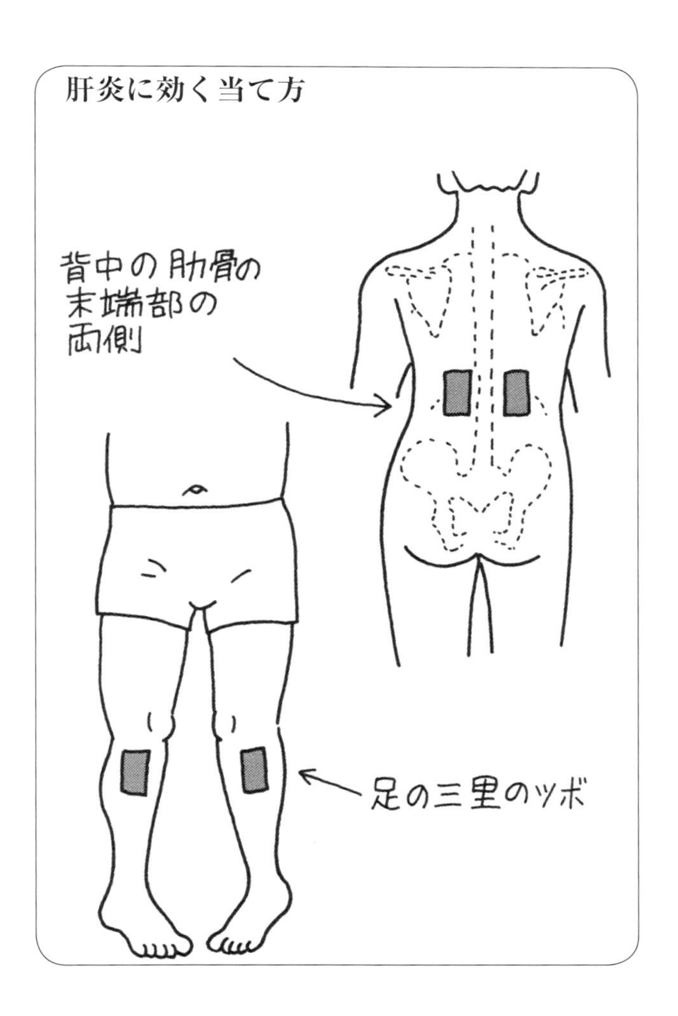
肝炎に効く当て方
背中の肋骨の
末端部の
両側
足の三里のツボ

治療編　腎臓病

腎臓病でむくみが激しいのです。どうしたらいいの？

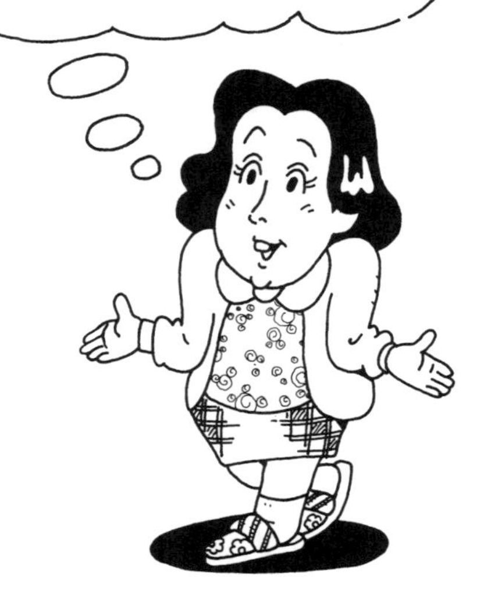

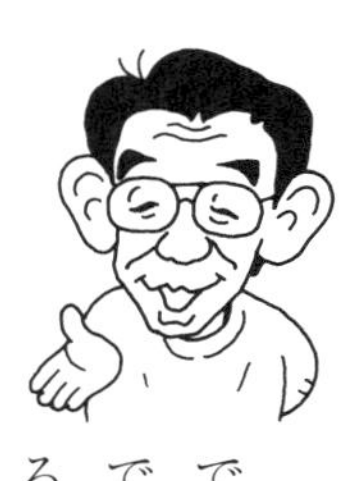

腎臓はそら豆形で、大きさは握りこぶしの大きさ、と思えばいいでしょう。もちろん両側にあります。握りこぶし大でも仕事は巨大です。腎臓に流れこむ血液は、一日に一トン半。そして、濾過される量はドラムカン一杯（一九〇リットル）にもおよびます。こうして、体内にできた有害物質を尿として、体外に送り出すのです。

「ちょっと待って。一九〇リットルも尿は出ないよ」。当然なご質問ですな。一日一九〇リットルもの血液が濾過されても、実際に尿として体外に出る量は、一％にも満たないのです。理由は、濾過された原尿が腎臓内で再吸収されるためです。

人体はとても省エネ型。無駄をはぶいて、再利用。ですから、一九〇リットル中の九九％は再び血液のなかにもどります。

腎臓＝大仕事。少しでも腎臓を疲れさせるようなことはしたくない。腎臓疲労の最大の敵は過剰塩分です。腎炎＝減塩というのは、こうした理由からです。

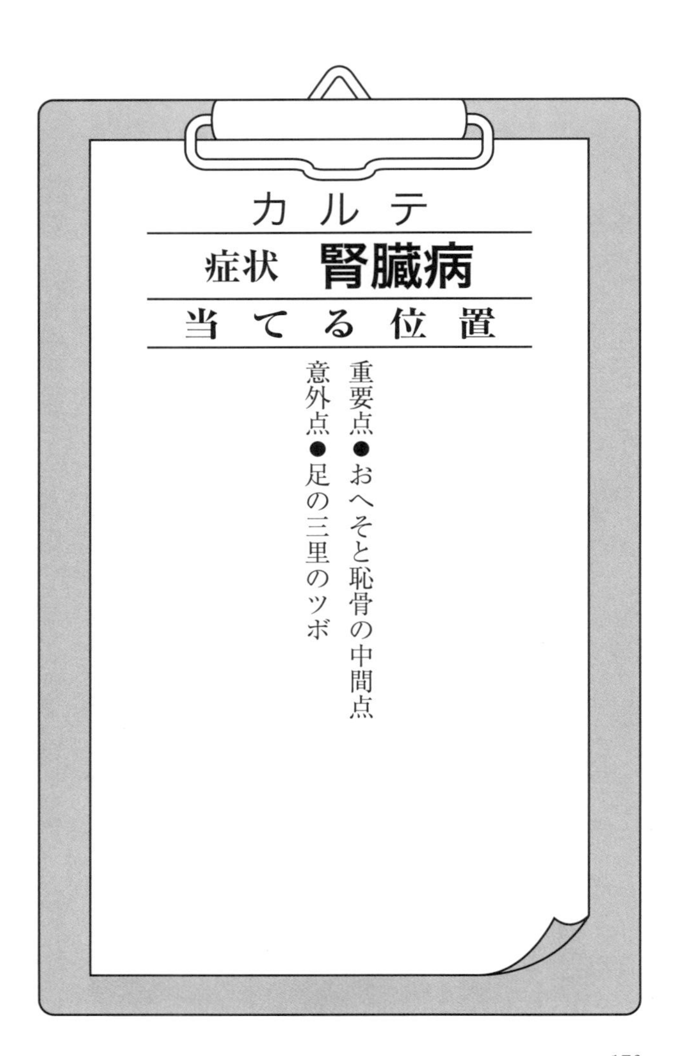
カルテ
症状　腎臓病
当てる位置
重要点●おへそと恥骨の中間点
意外点●足の三里のツボ

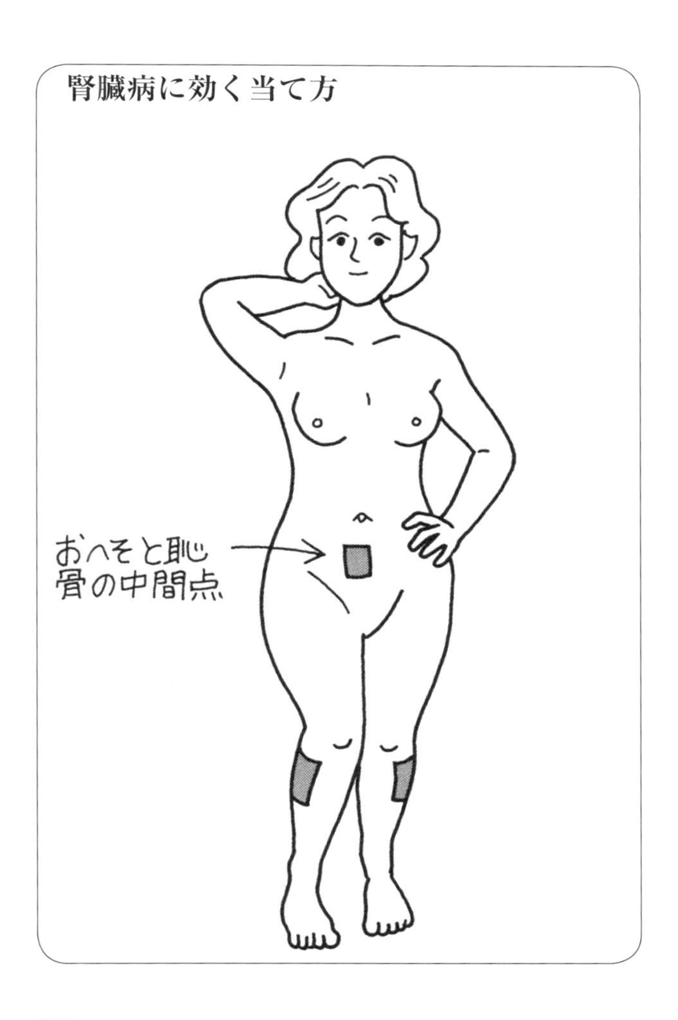
腎臓病に効く当て方
おへそと恥
骨の中間点

治療編　自律神経失調症

自律神経失調症で苦しんでいます。何かいい方法は？

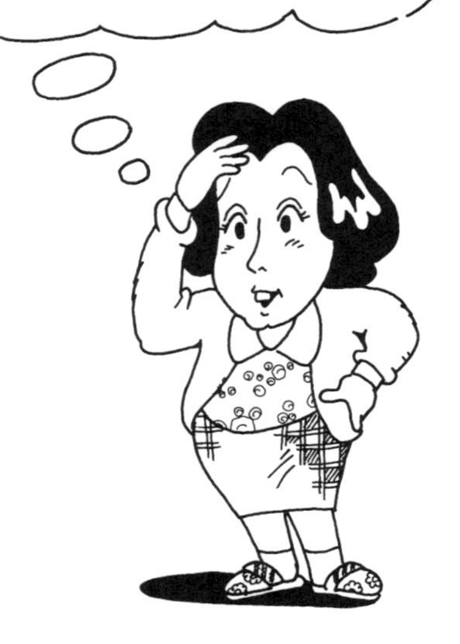

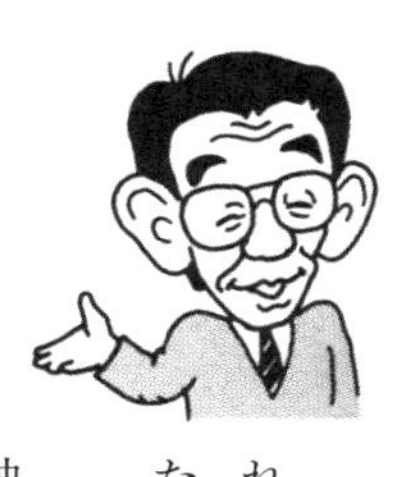

今でこそ、「自律神経失調症」といった、気のきいた名前で呼ばれています。でも、少し前までは、「病気になりたい病気」といったものです。

自律神経には、ご存知のとおり、緊張の交感神経と休息の副交感神経の二つがあります。この二つの神経は、ちょうどオモチャのヤジロベエのようなものです。グッドバランスであれば健康体、アンバランスならば自律神経失調症。

自律神経は体中に張りめぐらされている。それだけに、症状は、実に多彩です。ない症状はない、といっても過言ではないでしょう。

自律神経失調症の苦しさは、不安感です。「こんなに苦しい。どこかに大きな病気がひそんでいるに違いない」から、ついには「病気になりたい病気」になるのです。

自律神経失調症の正体は、単なる神経ヤジロベエの調節ミスです。がんばってください。

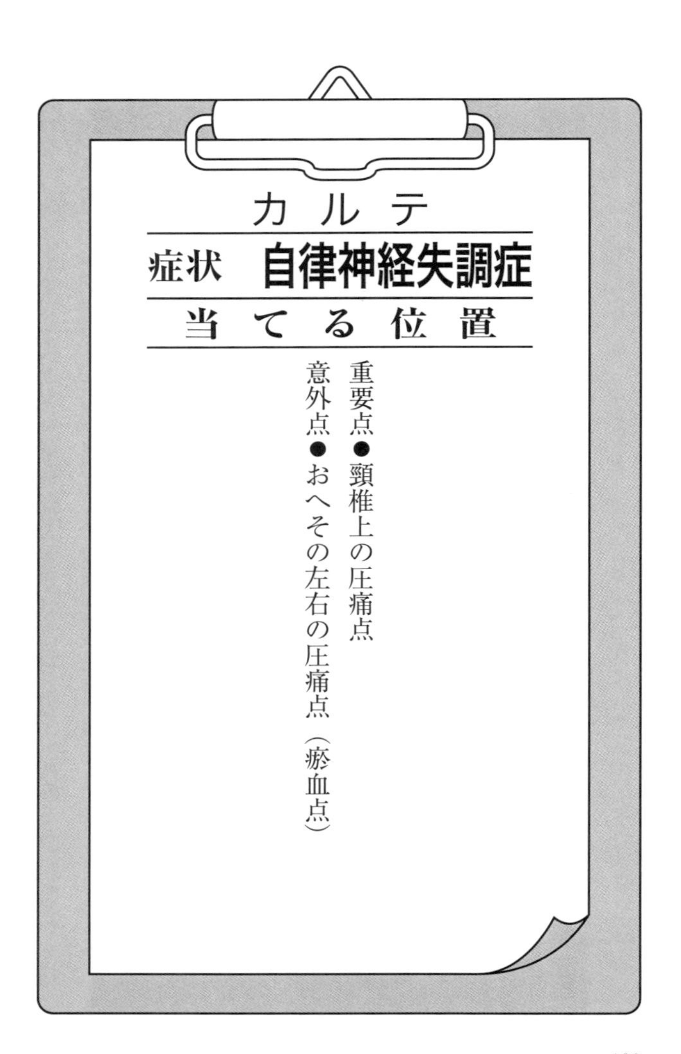
カルテ
症状　自律神経失調症
当てる位置
重要点●頸椎上の圧痛点
意外点●おへその左右の圧痛点（瘀血点）

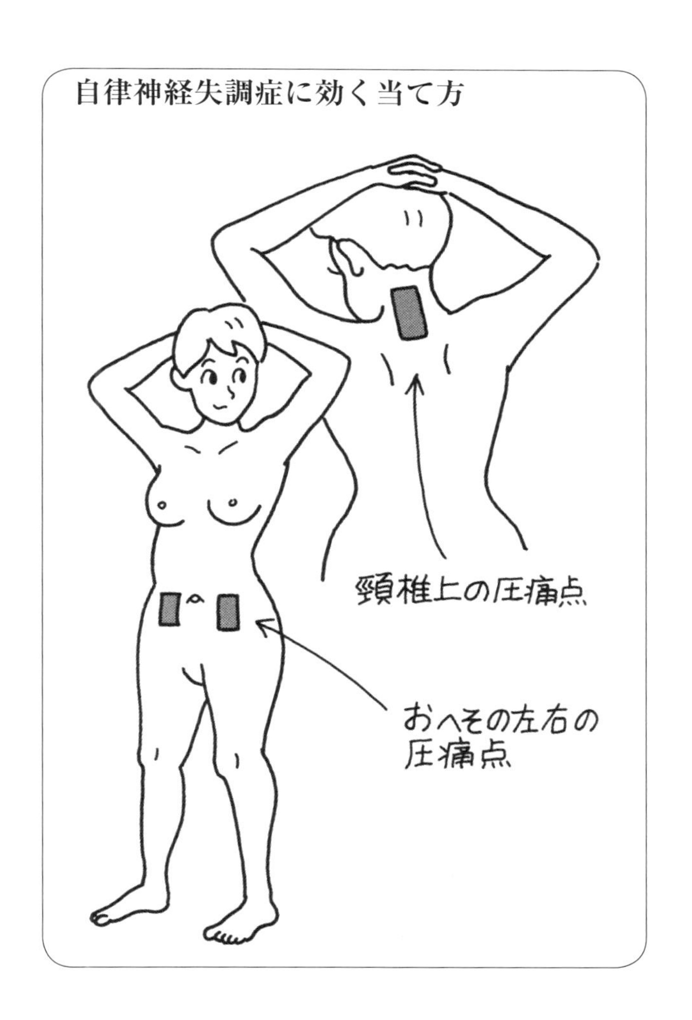
自律神経失調症に効く当て方
頸椎上の圧痛点
おへその左右の
圧痛点

治療編　疲労回復

すぐ疲れてしまいます。何かいい方法はありませんか？

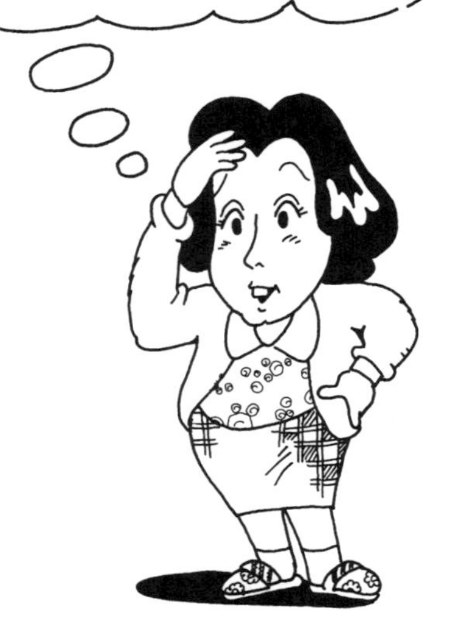

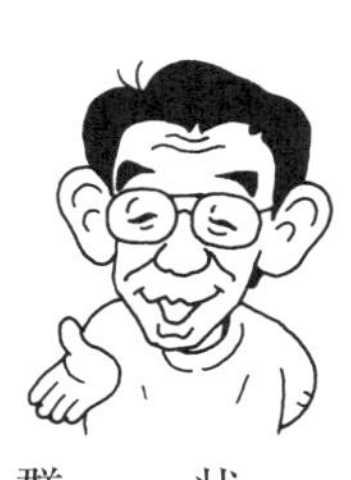

「疲れ」はポピュラーすぎる症状です。あるゆる病気に顔をだす症状。それだけに、軽視されがちです。
しかし、軽視は禁物です。ウイルス感染による「慢性疲労症候群」という、実にやっかいな病気もあるのです。さらに、ガンのかくれ蓑になっているケースもあります。
ここでは、単なる「疲れ」を取り上げます。単なる「疲れ」とは、原因となる病気がみつからない、いわば健康体の「疲れ」です。
疲れ防止の最善の策は？　こんな質問をすれば、だれでも「熟睡」と答えるでしょう。これでは、正解のようで正解でない。
本当の正解は、正しい活動リズムで生活することです。まずは早朝起床。昼は一生懸命働きましょう。夜はマイホームで、めいっぱいのリラックス。こうした正しい活動リズムができれば、熟睡もOK。そして、疲れも消えるのです。

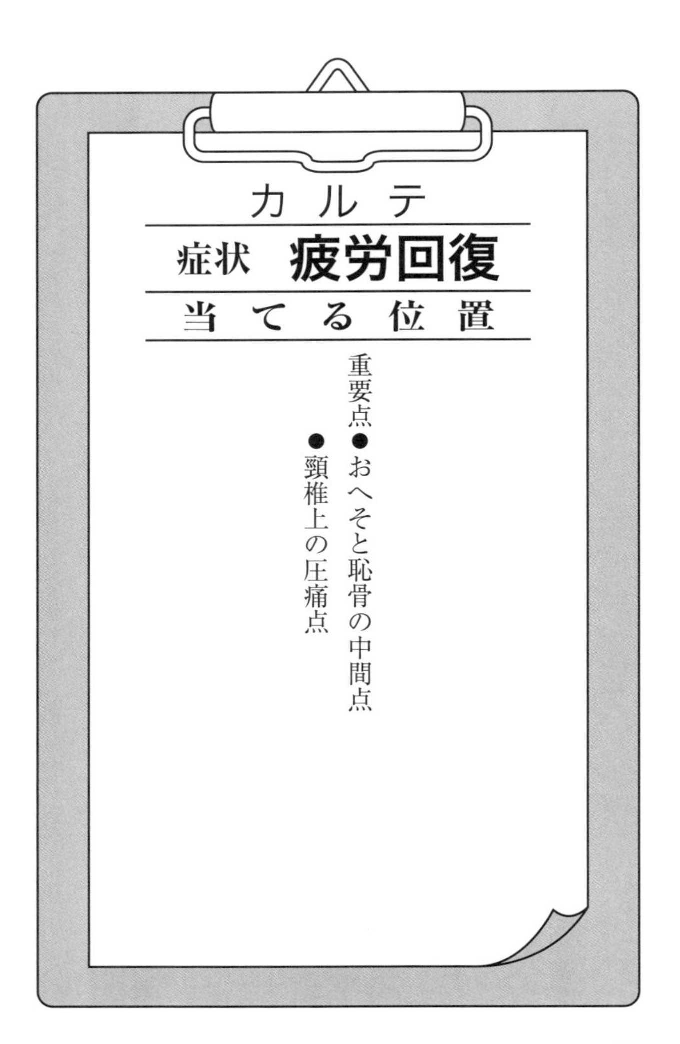
カルテ
症状　疲労回復
当てる位置
重要点
●おへそと恥骨の中間点
●頸椎上の圧痛点

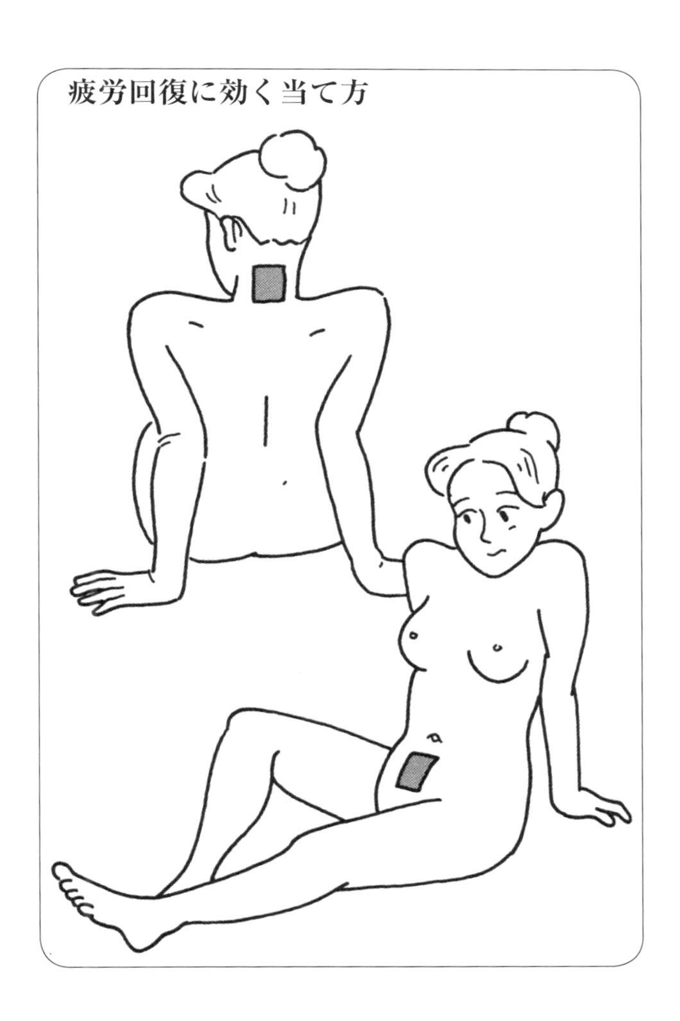
疲労回復に効く当て方

治療編　精力回復

精力ゼツリンになるためにはどうすればいいのですか？

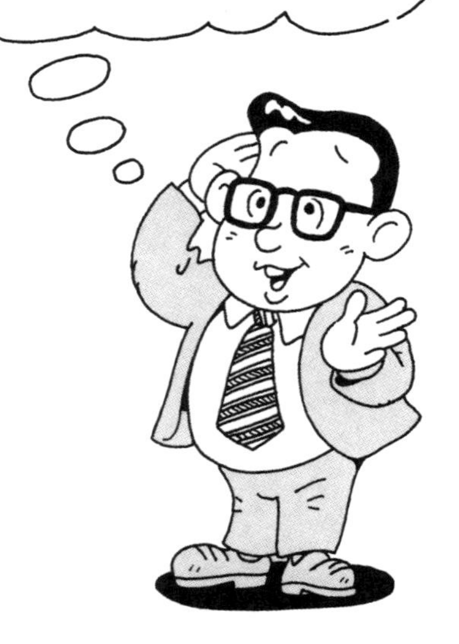

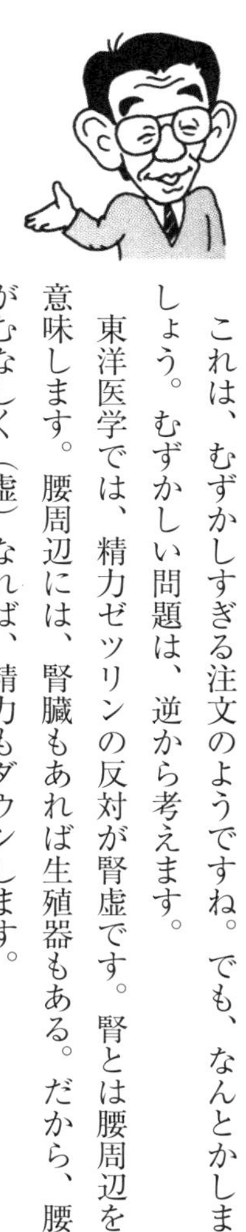

これは、むずかしすぎる注文のようですね。でも、なんとかしましょう。むずかしい問題は、逆から考えます。

東洋医学では、精力ゼッツリンの反対が腎虚です。腎とは腰周辺を意味します。腰周辺には、腎臓もあれば生殖器もある。だから、腰がむなしく（虚）なれば、精力もダウンします。

精力ゼッツリンになりたければ、腰を虚の反対、つまり充実させればよい。というわけで、腰の充実のために、姿勢を正しましょう。

さて、次は西洋医学的考察（？）です。西洋医学では、セックスは脳で行ないます。脳のなかには性中枢がある。しかし、性中枢で生まれるセックスの原点は、あまりにも小さな火です。小さな火を大火にするには、大脳皮質の想像力の加勢が必要です。つまり、脳が若くなければ、想像も湧きません。セックスに要するエネルギーなんて、わずかなものです。肉体の衰えは問題外。妄想をかきたて、想像力を駆使してください。

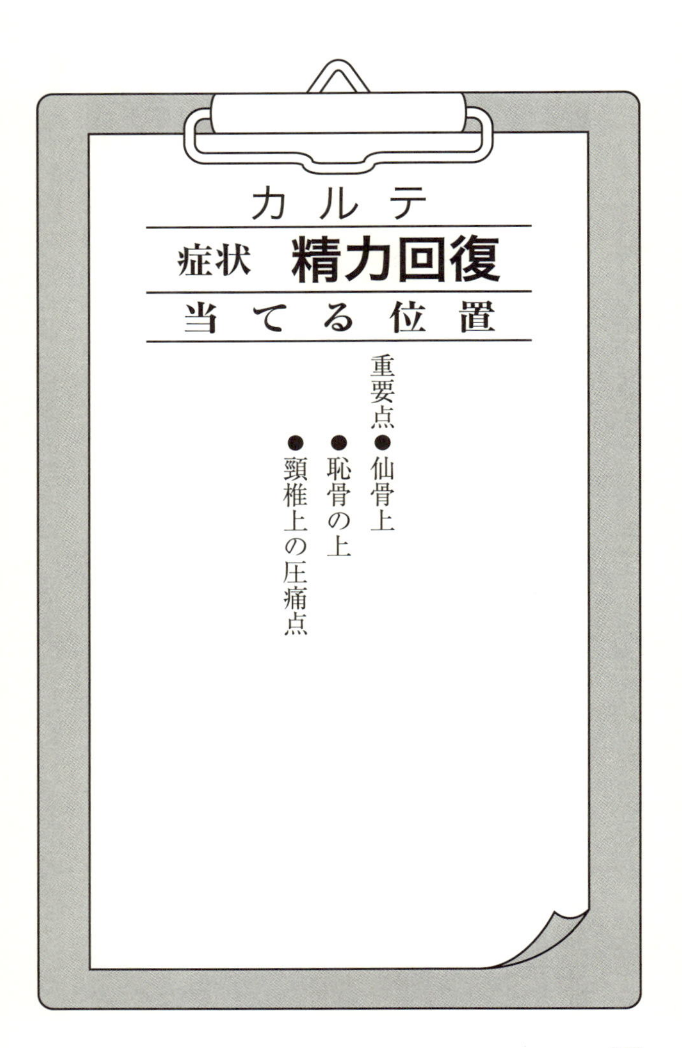
カルテ
症状　精力回復
当てる位置
重要点●仙骨上
●恥骨の上
●頸椎上の圧痛点

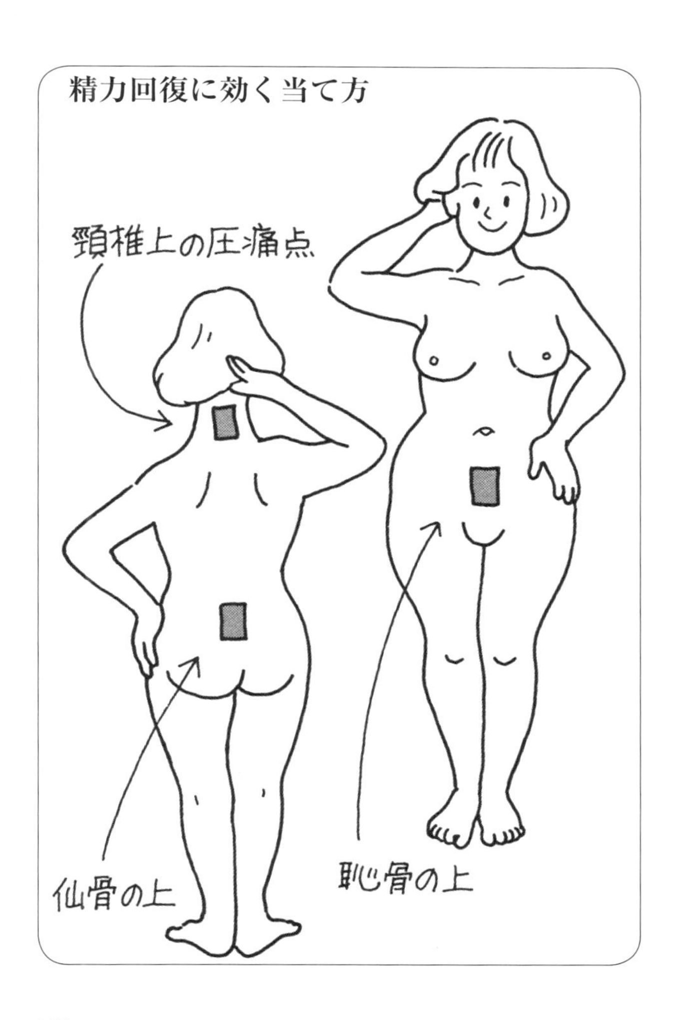
精力回復に効く当て方
頸椎上の圧痛点
仙骨の上
恥骨の上

治療編　咳

咳が止まりません。どうしたらいいのでしょう？

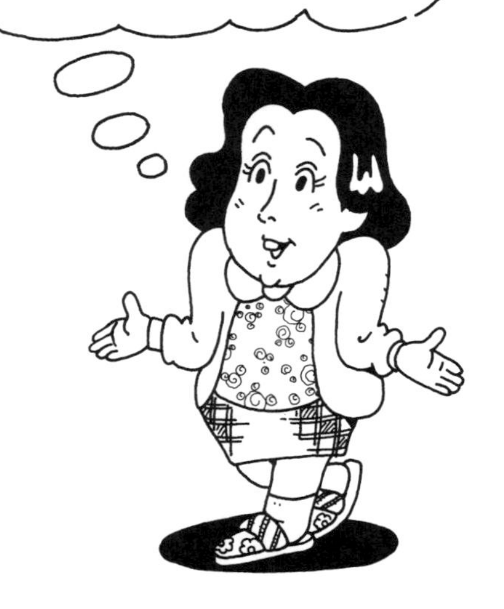

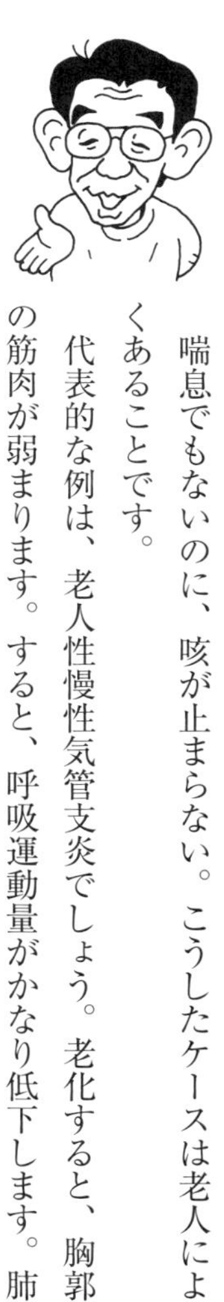

喘息でもないのに、咳が止まらない。こうしたケースは老人によくあることです。

代表的な例は、老人性慢性気管支炎でしょう。老化すると、胸郭の筋肉が弱まります。すると、呼吸運動量がかなり低下します。肺のなかには、残気といって、古い空気が残ってしまう。こうした一連の老化現象が、老人特有の慢性気管支炎をつくりだすのです。

老人性慢性気管支炎の対策で、簡単で効果的な方法は、カラオケです。カラオケで歌をうたうと、知らぬ間に胸郭筋肉の運動ができる。胸郭筋肉さえ若返れば、呼吸量が増加するから、肺のなかはいつもクリーンです。

どうしてもカラオケが苦手という人には、深呼吸がおすすめです。でも、あわてて強い深呼吸を繰り返すと、脳貧血が起こります。こんな工夫をしてください。鼻先に鳥の羽をぶらさげたつもりで、その鳥の羽を動かさないように、静かに深く呼吸するのです。

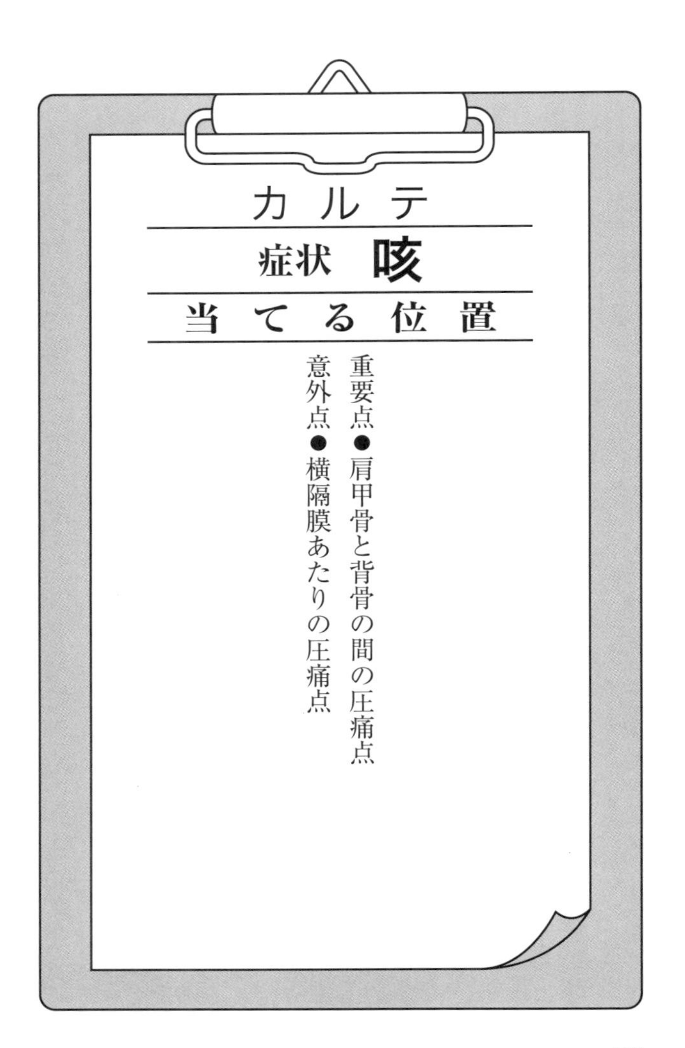
カルテ
症状 咳
当てる位置
重要点●肩甲骨と背骨の間の圧痛点
意外点●横隔膜あたりの圧痛点

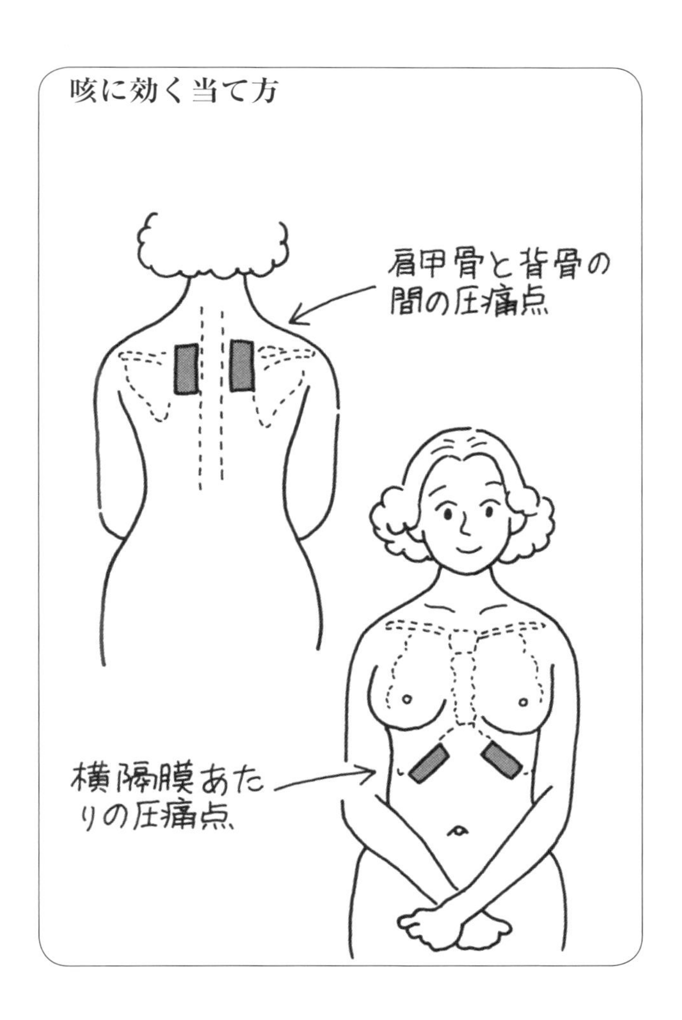
咳に効く当て方
肩甲骨と背骨の
間の圧痛点
横隔膜あた
りの圧痛点

治療編　円形脱毛症

円形脱毛症で困っています。何かいい方法は？

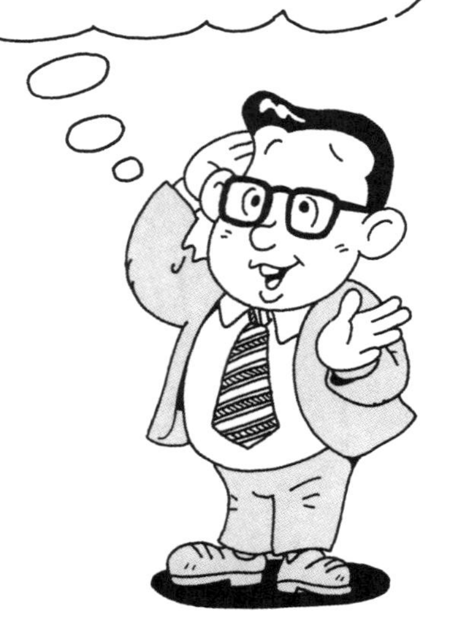

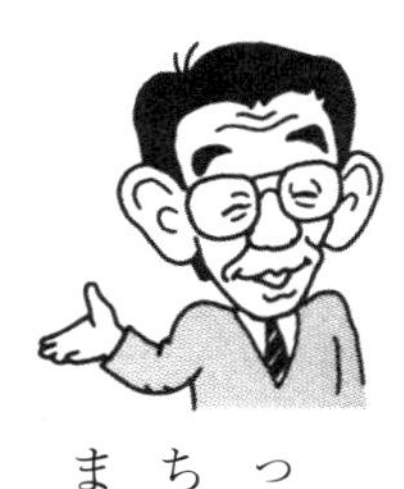

円形脱毛症は、必ず治るハゲです。でも、治るまでは、やはりやっかいなものでしょう。また、悪性のものでは、体中の毛が抜け落ちることがあります。頭髪は当然のこと、眉毛、腋の下の毛、陰毛まで抜けてしまいます。

でも、安心してください。繰り返しますが、円形脱毛症は必ず治るハゲなのです。

円形脱毛症の原因には、いまだに不明の点が少なくありません。円形脱毛症ばかりでなく、男性の恐怖の的である若ハゲも困ったことに、原因不明。

でも、最近の研究では、自律神経説が中心です。ストレスが多く加わると、自律神経のなかの、交感神経が刺激される。結果として、毛根にいく血管が細くなる。だから、毛が抜ける。

円形脱毛症の治療にも予防にも、ストレスをとり除くことが一番いいようです。

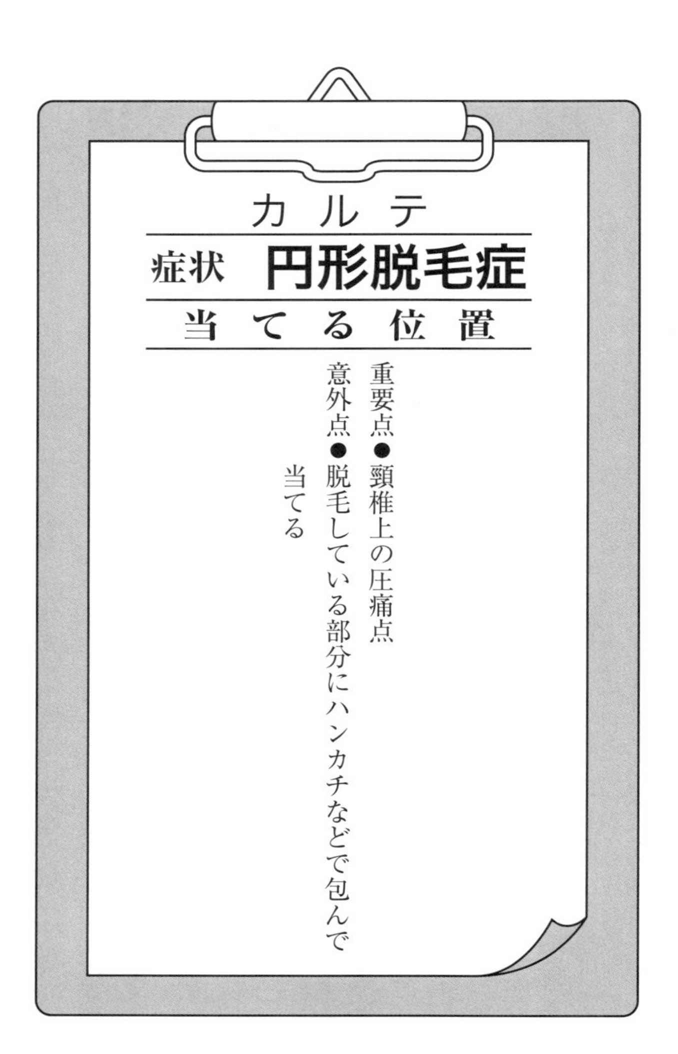
カルテ
症状　円形脱毛症
当てる位置
重要点●頸椎上の圧痛点
意外点●脱毛している部分にハンカチなどで包んで当てる

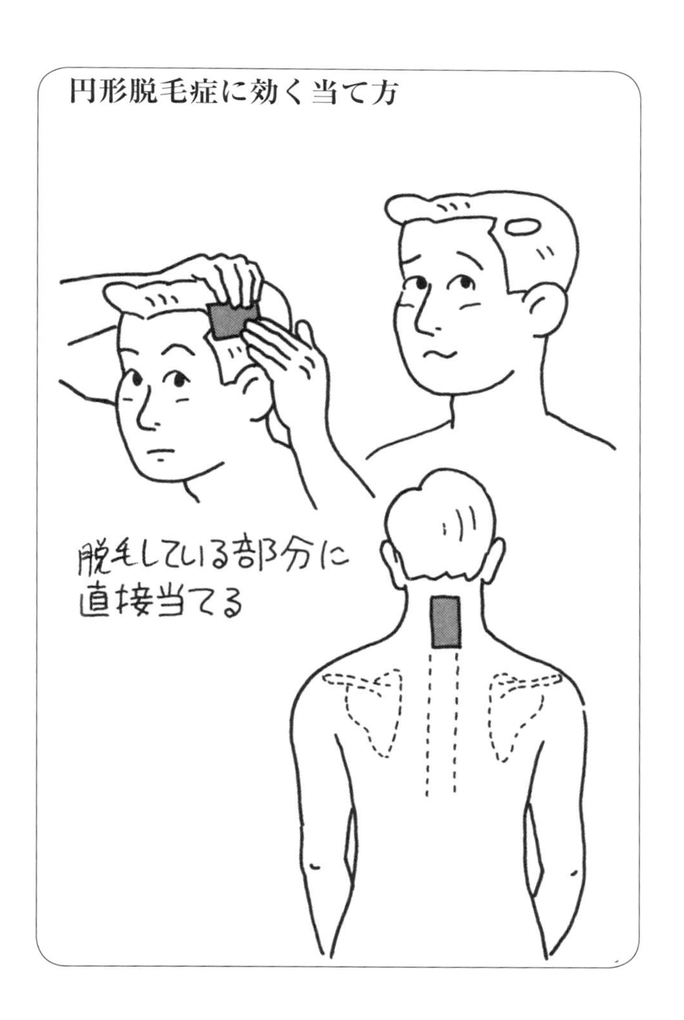
円形脱毛症に効く当て方
脱毛している部分に
直接当てる

治療編　冷え性

極度の冷え性で、冷えると指先が白くなって困ります。

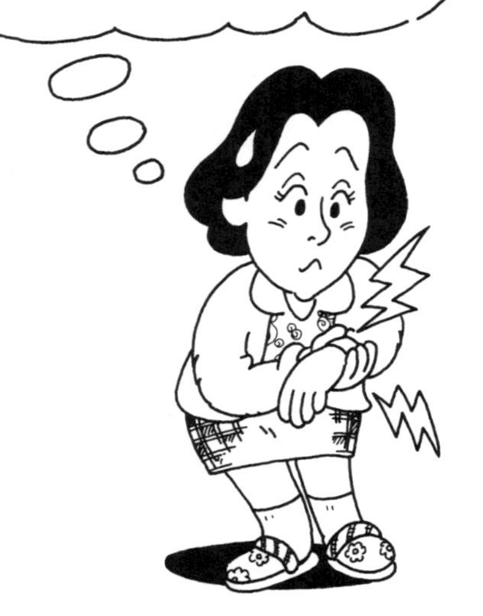

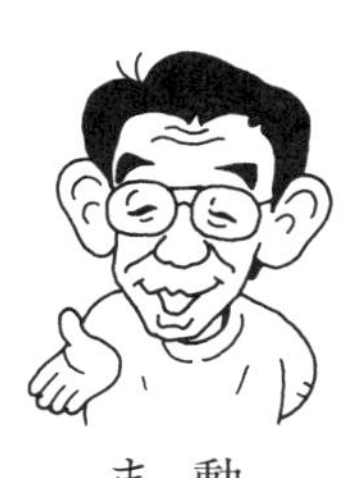

冷えると指先が白くなる。これは、ただの冷え性ではありません。動脈がなにかの原因でつまってしまう。そして、温かい血液が指先までとどかないのです。

こうした動脈のつまりを発見するには、脈を調べることが、早道です。手の指ならば、両方の手首で脈を比較してください。つまっている側の手首は、脈が弱くなっています。

足だったら、鼠径部(そけいぶ)の脈（太もものつけ根）、足の甲、くるぶしの近くです。

こうした極度の冷え性の原因には、膠原病性、糖尿病性、動脈硬化性、神経性などがあります。いずれにしても、原病の治療が大切です。

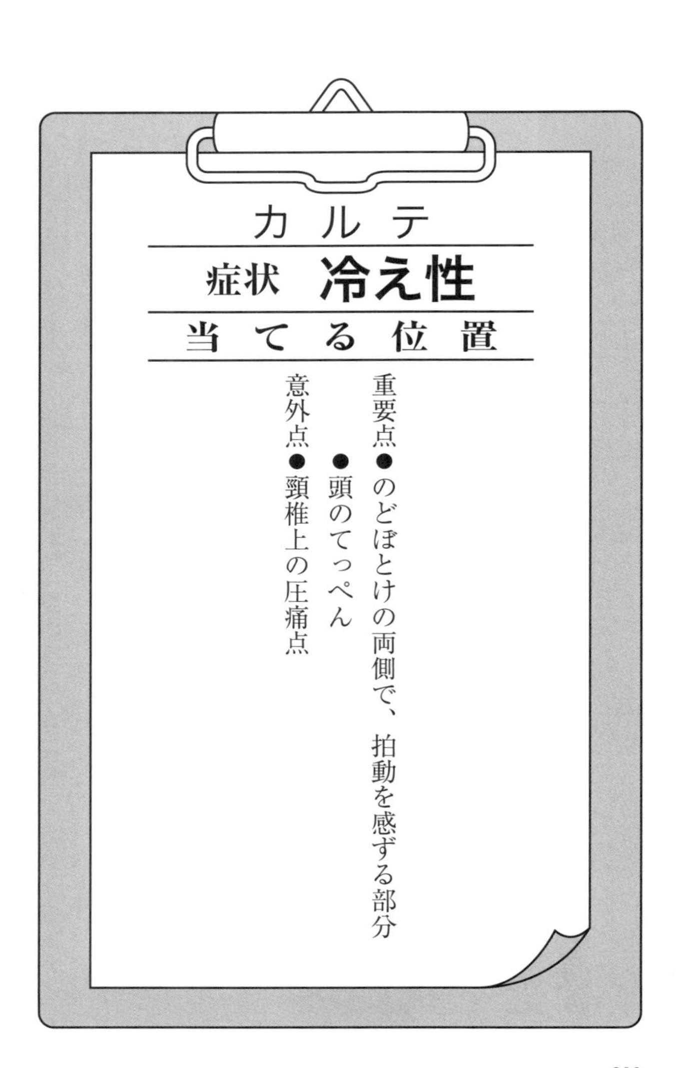
カルテ
症状　冷え性
当てる位置
重要点●のどぼとけの両側で、拍動を感ずる部分
●頭のてっぺん
意外点●頸椎上の圧痛点

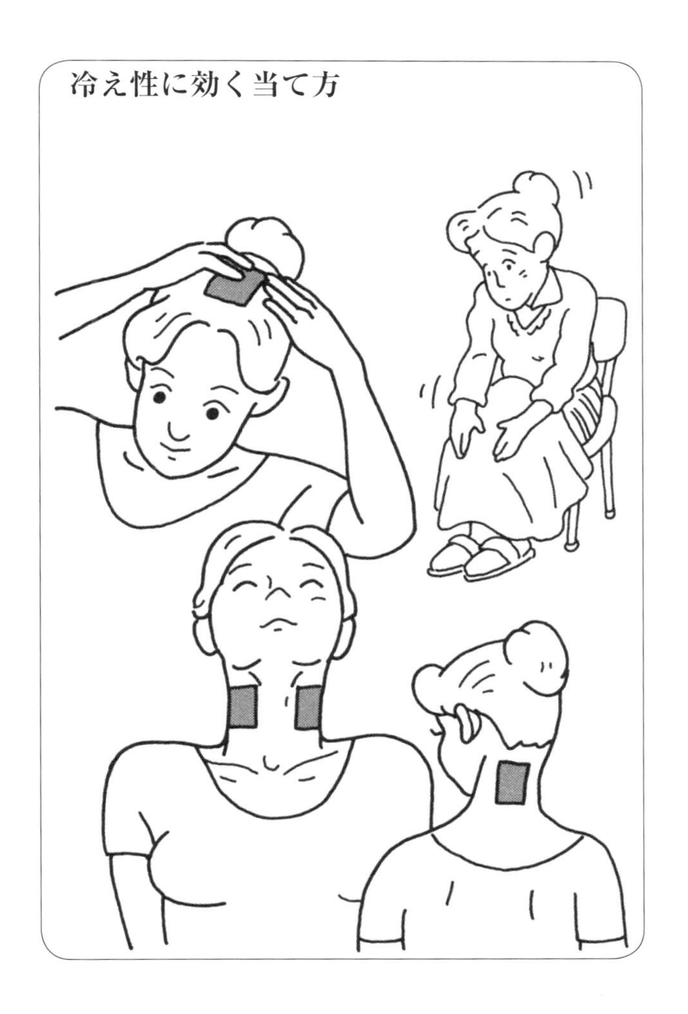

冷え性に効く当て方

治療編　顔面神経麻痺

顔面神経麻痺で苦しんでいます。治す方法を教えてください。

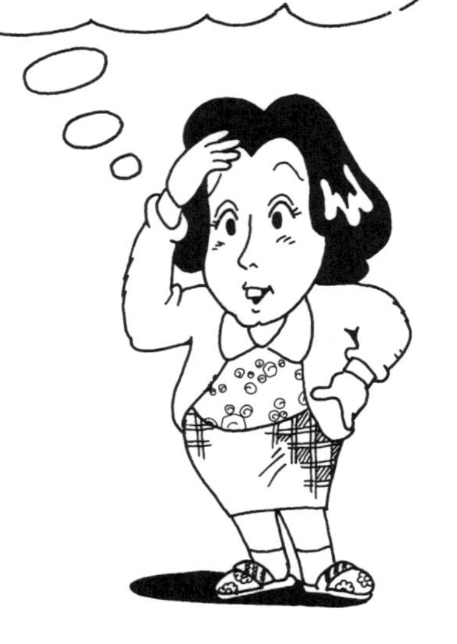

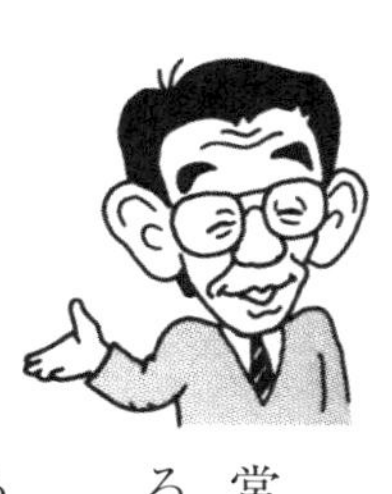

顔面神経麻痺は、ほとんど片側だけです。両側にくることは、非常にまれです。そして、早期ならば、約八〇～九〇％も完全治癒するのです。つまり、早期発見、早期治療がなによりかんじんです。

しかし不幸にして、麻痺してから長時間たってしまったものもあるでしょう。時間がたつほど、治りにくくなります。それでも、根気よく治療すれば、かなり好転します。

日常よくみられるものは、特発性といわれる、原因不明のもので、ベル麻痺とも呼ばれます。自動車や電車の窓を開けて、長時間風を顔に当てた、扇風機をかけたまま眠ってしまった、こんなことが誘因となります。そして、気がついたときには、顔の片側が麻痺してしまいます。

早期治療には、星状神経節ブロック療法がもっとも効果的です。のどぼとけの両側に星のように神経細胞が集まった部分があります。ここに、ブロック注射をします。相当の高率で治癒します。

カルテ

症状　**顔面神経麻痺**

当てる位置

重要点●のどぼとけの両側の拍動を感ずる部分

（注意　麻痺している部分を直接温めることは、あまり感心しません。麻痺部分だけの血行が促進されて、かえってウッ血現象が生じるからです）

注意点●肩こりや首のコリの部分

治療のコメント

この当て方は、長時間たってしまった場合です。急性のものは、前出のブロック注射のように、専門医の治療を受けてください。

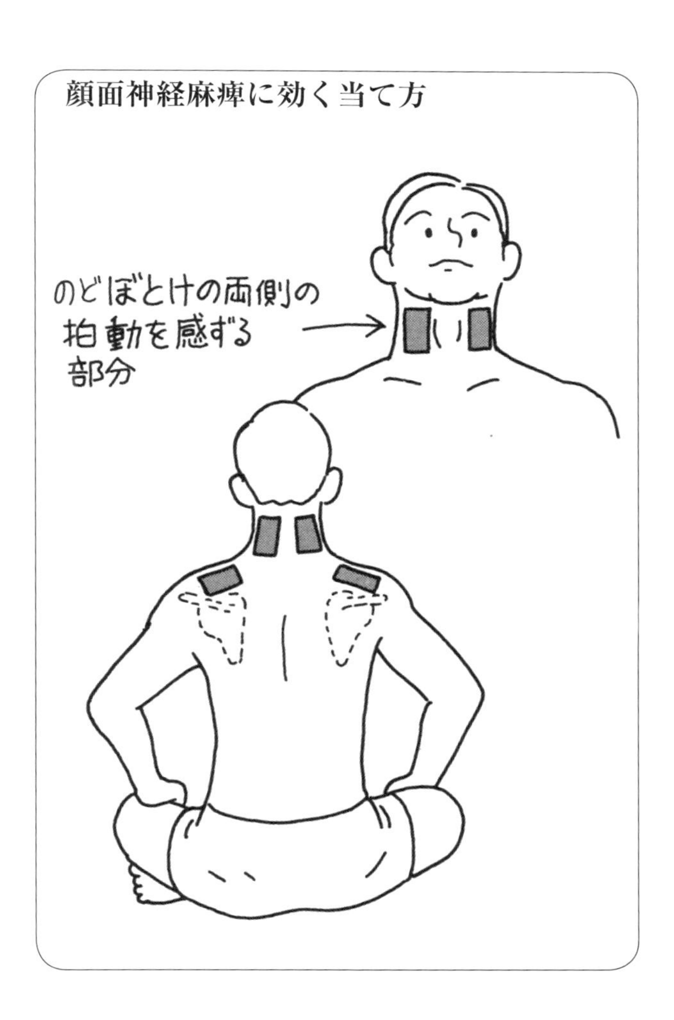
顔面神経麻痺に効く当て方
のどぼとけの両側の
拍動を感ずる
部分

治療編　度忘れ

度忘れをして困ります。いい方法を教えてください。

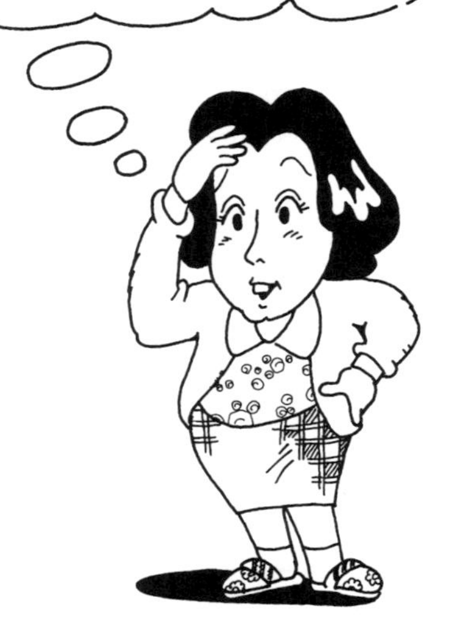

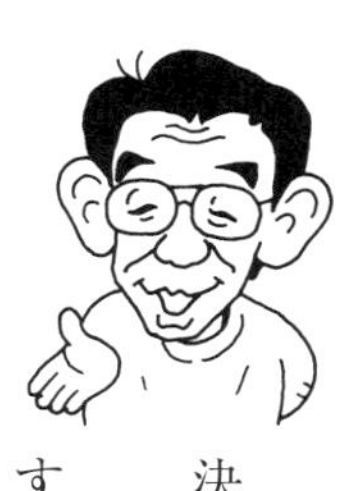

度忘れの正体は、残念ながら、老化です。でも、心配は無用です。決定的なボケではないからです。

ボケの三症状といえば、度忘れ、計算力の低下、見当識の低下です。このなかでわからない言葉が、見当識でしょう。

見当識とは、時間的な記憶、場所的な記憶のことです。ですから、見当識が低下すれば、いま自分がどこにいるかもわからなくなる。そして、迷子になってしまいます。

こうした一連の老化現象は、ほとんどのケースで、脳動脈硬化症の結果として起こります。脳の動脈が硬化すれば、俗にいう「血のめぐりが悪くなって、頭の回転が遅くなる」のです。

脳動脈硬化の防止には、日ごろからの食生活が重要です。低塩分、高蛋白質の食事をしましょう。蛋白質は次のようにとりましょう。

動物性蛋自質五〇％（肉類1・魚類2）
植物性蛋白質五〇％

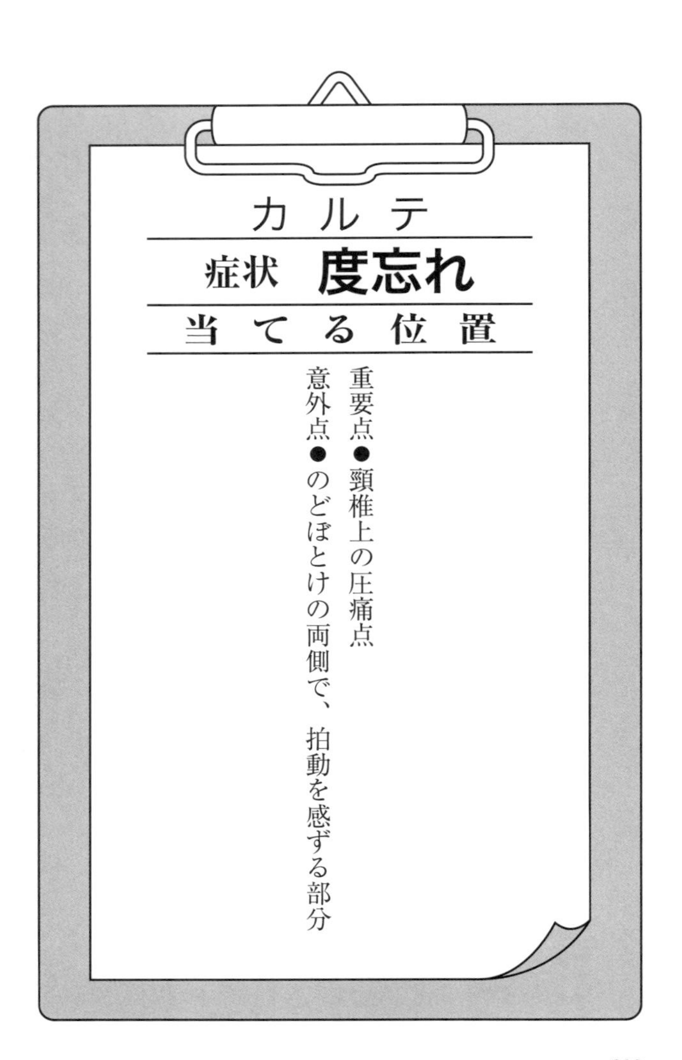
カルテ
症状　度忘れ
当てる位置
重要点●頸椎上の圧痛点
意外点●のどぼとけの両側で、拍動を感ずる部分

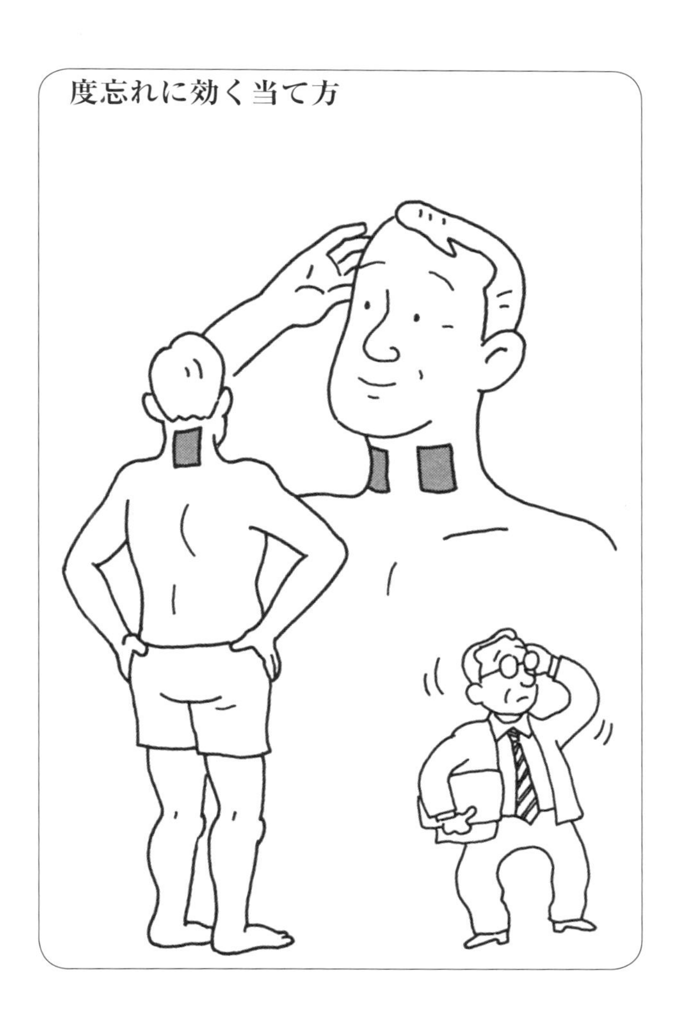

度忘れに効く当て方

治療編　痩せすぎ

痩せっぽちで困ります。太る方法は？

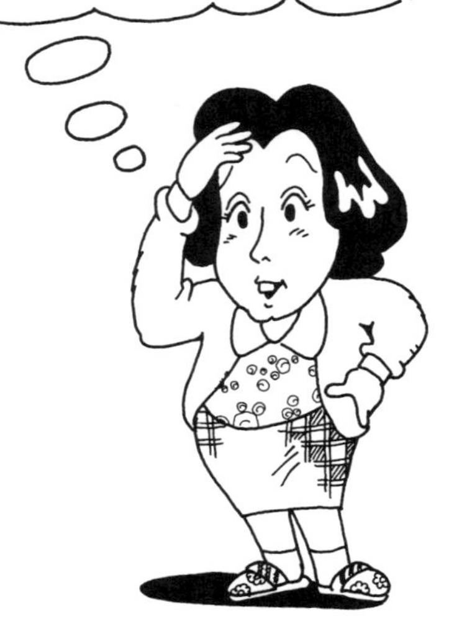

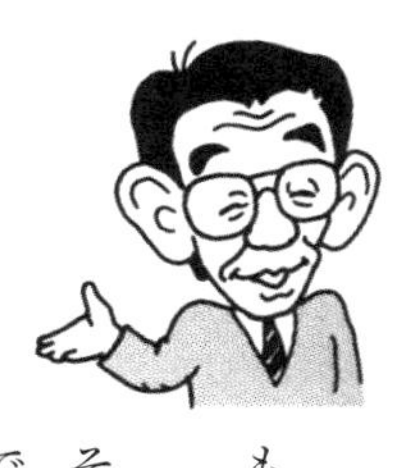

それは贅沢な悩みですね。現代人は、太りすぎて困っている。にもかかわらずの痩せっぽちの悩み。いかにも贅沢ですね。

話は変わりますが、日本人ほどダイエットの下手な国民はいないそうです。理由は、本当にダイエットを必要とする人が少ないからです。つまり、そんなに大デブがいないのです。

でも、痩せたがる。一種のファッションでしょうか。いずれにしても、ダイエットは、食欲という強敵との戦いです。真にダイエットが必要な人ならば、強敵に負けない決心もあるでしょう。

しかし、なんとなく程度の決心では、強敵に負けて当然。だから、ダイエットが成功しないのです。

本題にもどりましょう。痩せるためには、まずダイエット、同じように、太るためには、まず食べることです。痩せっぽちの人をよくみると、やはり食べる量が不足しています。モリモリ食べれば、かならず太ります。

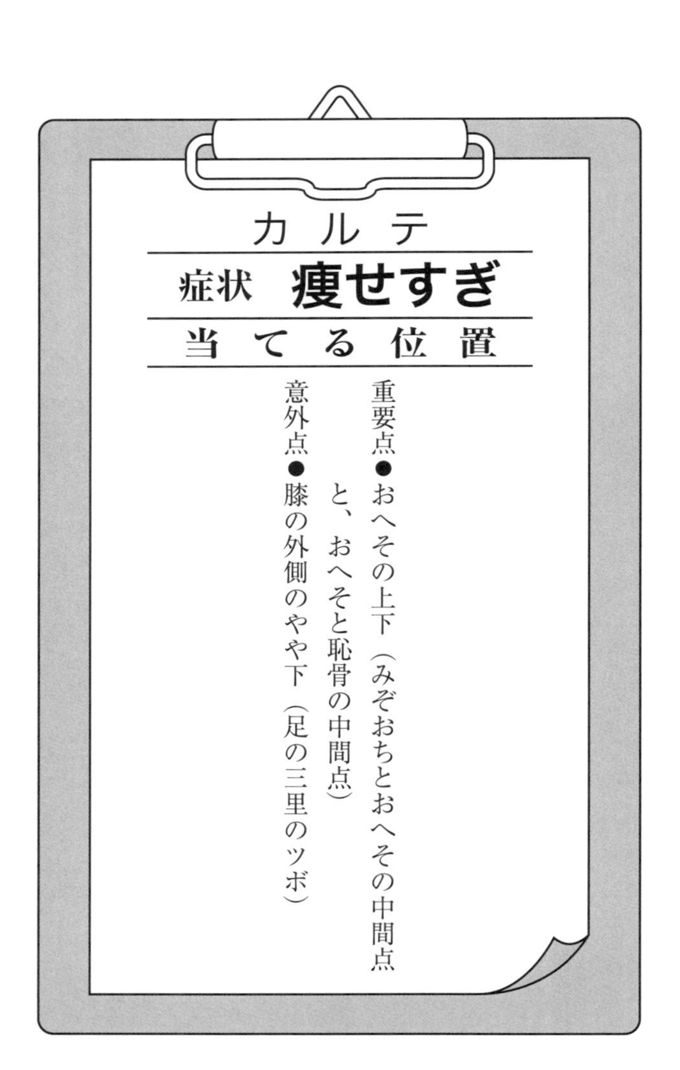
カルテ
症状　痩せすぎ
当てる位置
重要点●おへその上下（みぞおちとおへその中間点と、おへそと恥骨の中間点）
意外点●膝の外側のやや下（足の三里のツボ）

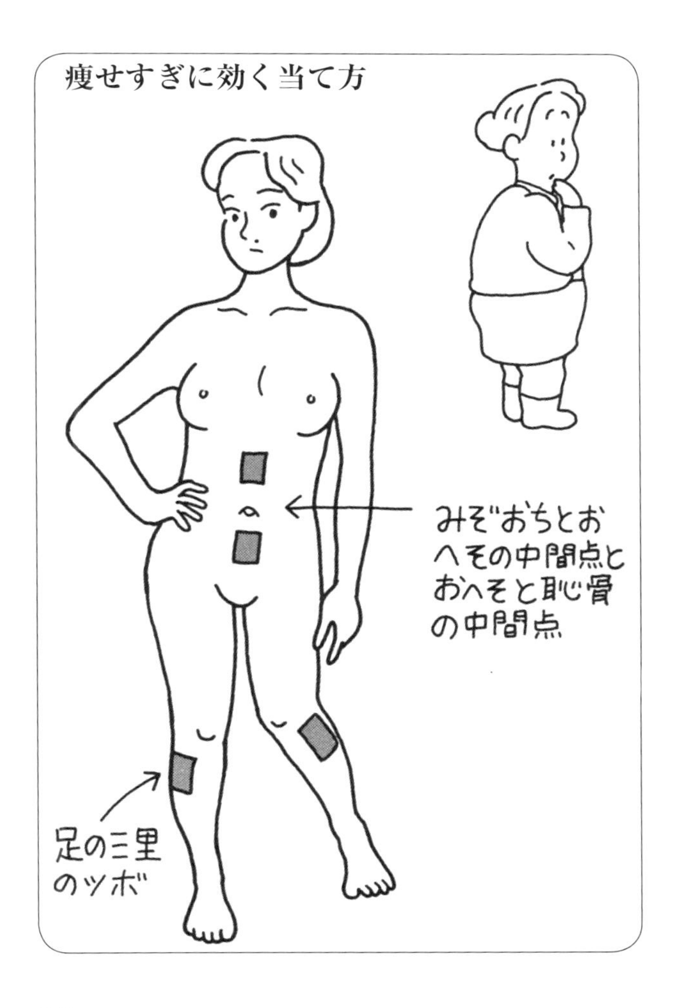
痩せすぎに効く当て方
みぞおちとおへその中間点とおへそと恥骨の中間点
足の三里のツボ

治療編　シワ

カラスの足跡をなんとか消す方法はありませんか？

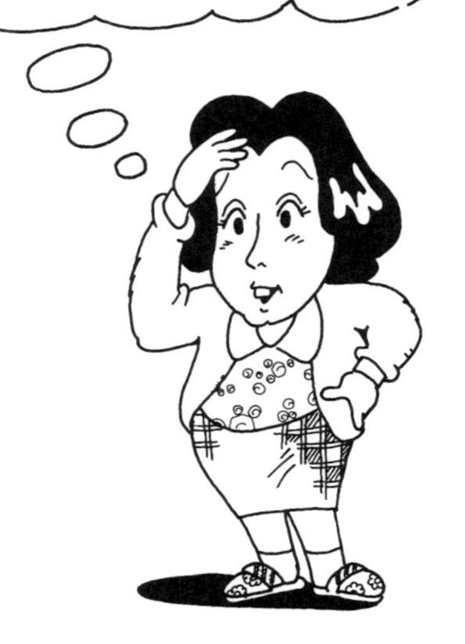

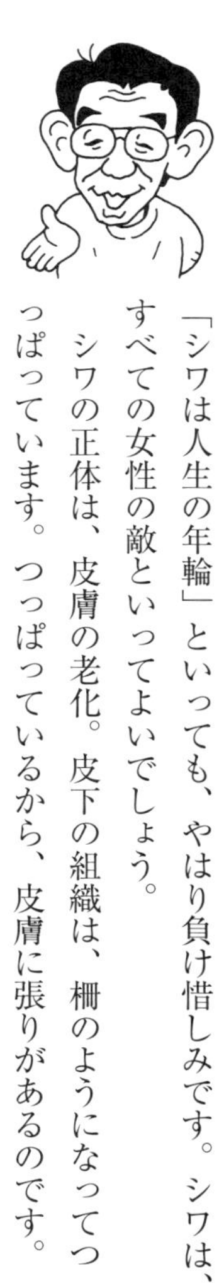

「シワは人生の年輪」といっても、やはり負け惜しみです。シワは、すべての女性の敵といってよいでしょう。
シワの正体は、皮膚の老化。皮下の組織は、柵のようになってつっぱっています。つっぱっているから、皮膚に張りがあるのです。
しかし、老化はいかにも残酷です。皮下の柵組織がグニャリと曲がってしまう。支えがなくなれば、つっぱっていられない。そこで、皮膚にたるみができる。これがシワです。
でも、私には一つの信念があります。ご披露しましょう。「シワとハゲは、手入れ次第で、Xデーが伸びる」のです。
手入れ？　もちろん、洗顔とマッサージ。洗顔はよごれを落とし、血行を促進させる。マッサージは、血行促進と同時に、柵組織の立て直しです。
さらに、最高のおしゃれは、体内から、つまり精神の若返りです。ホルモン分泌もさかんになり、コレステロールも少なくなるのです。

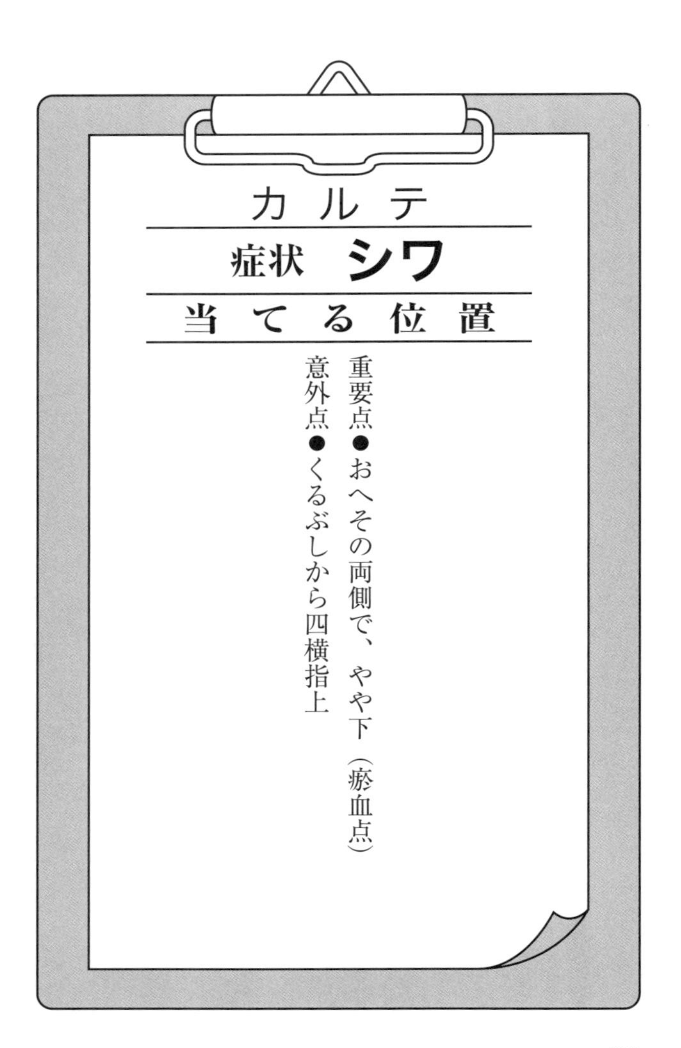
カルテ
症状　シワ
当てる位置
重要点●おへその両側で、やや下（瘀血点）
意外点●くるぶしから四横指上

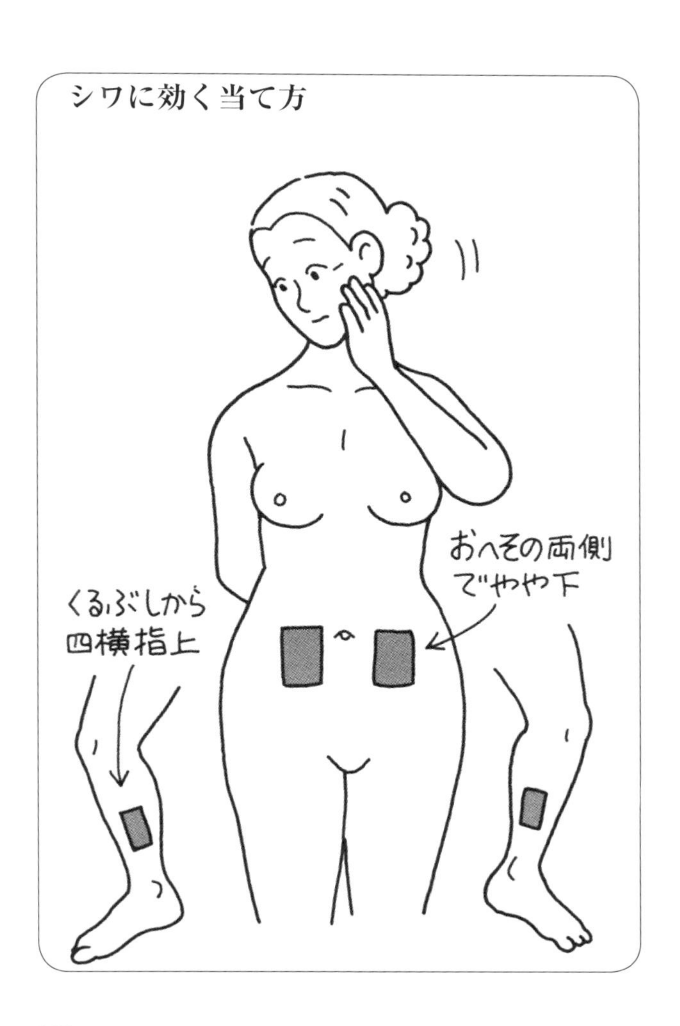

シワに効く当て方

治療編　疲れ目

本を読むと、すぐ目が疲れます。どうしたらいいの？

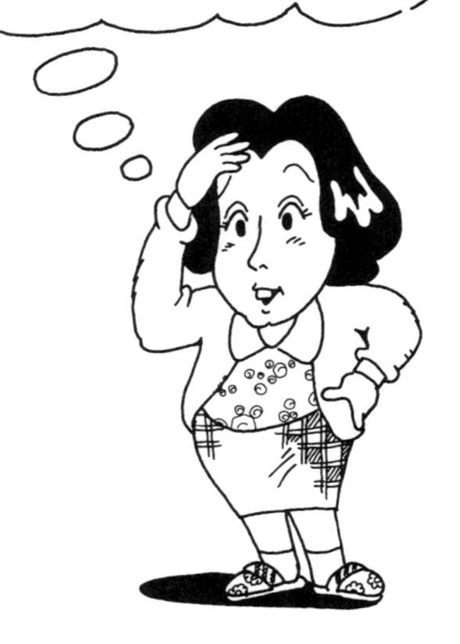

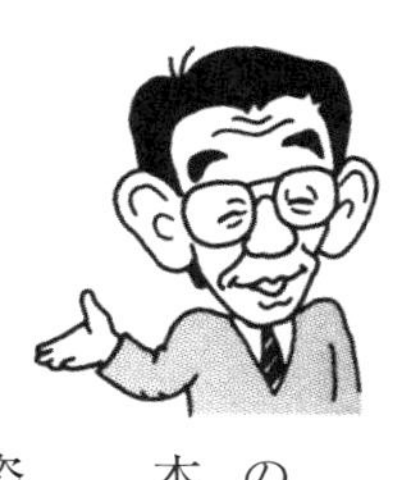

こんな実験があります。サルに本を読ませました。すると、サルの視力が低下したというのです。そこで、当時の学者たちは大騒ぎ。本こそ目の大敵と考えたわけです。

事実は、違います。その後の研究で、問題点は本だけでなくて、姿勢。本を読むときのサルの姿勢に原因があったのです。

サルの本を読む姿勢は、背を丸くして、うつむくようにしていました。人間社会でも、サルに近い姿勢で本を読む人は少なくありません。本は知識の泉。これほど大切な本を読むときは、やはり姿勢を正して読むべきでしょう。

正しい姿勢で本を読むと、視線が本と直角になります。すると、首や肩の疲労が最小限ですみます。だから、長時間の読書が可能となるわけです。

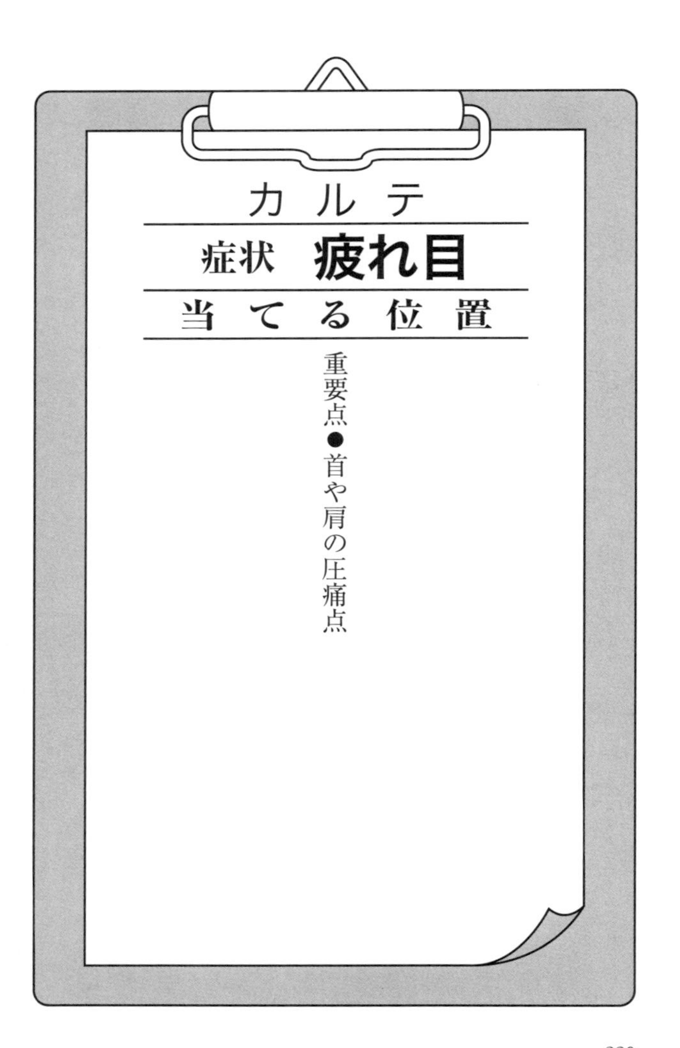
カルテ
症状　疲れ目
当てる位置
重要点●首や肩の圧痛点

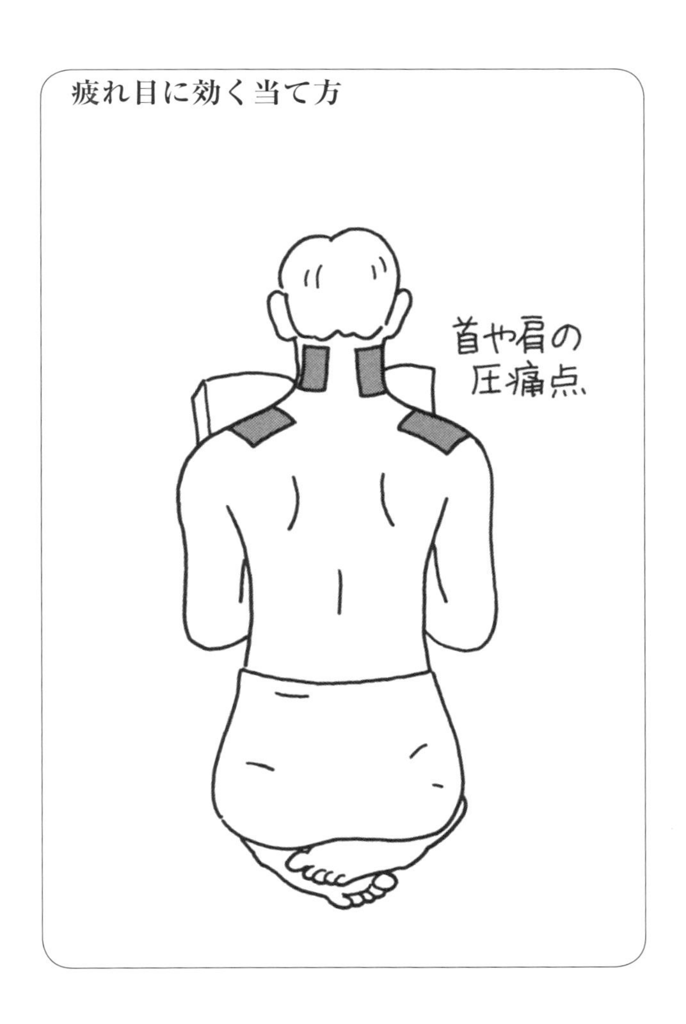
疲れ目に効く当て方
首や肩の
圧痛点

治療編　ひび、あかぎれ

ひび、あかぎれがよくできます。治す方法は？

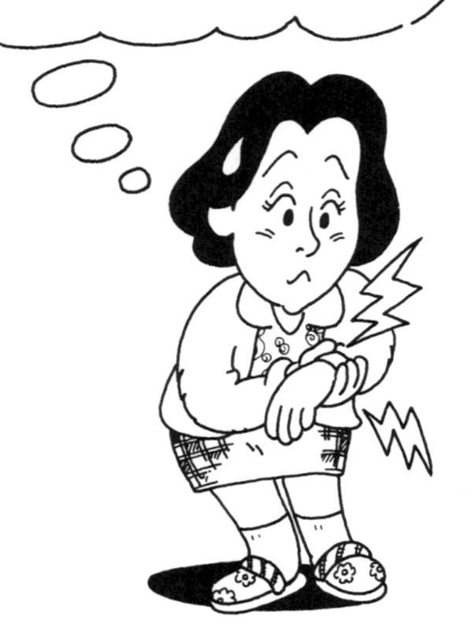

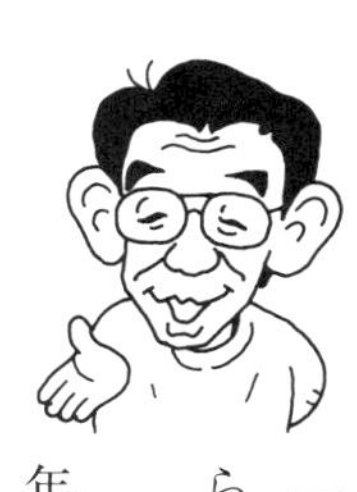

「あんたが、苦労させるから、こんなに手が荒れちゃった」と、うらみがましく亭主の顔を見る。でも、とんだ見当違いですよ。

ひび、あかぎれの正体は、更年期が深く関係しているらしい。更年期とは、女性ホルモンの分泌が不安定となり、ついには停止することです。

もともと、ホルモンは生体にとって、必要欠くべからざる重要物質です。ホルモンによっては、欠乏が生命の危険すら生むことがあります。

それほどの重要なホルモンが欠乏する。皮膚にひび、あかぎれといった老化現象が現れて当然です。

ひび、あかぎれの予防には、少しでも皮膚の脂肪分を残すように努力をしましょう。不必要に脂肪を溶かす中性洗剤を使わないこと。どうしても使うときは、ぬるま湯にします。

また、水仕事の後は、すぐ水分をふいて、乾燥させましょう。

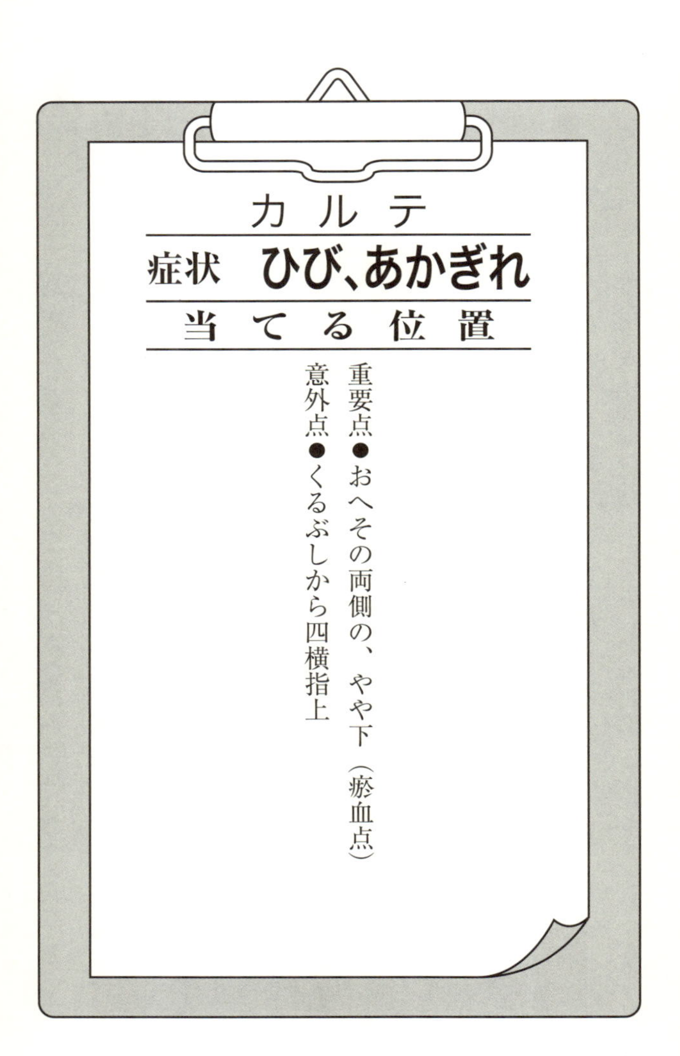
カルテ
症状　ひび、あかぎれ
当てる位置
重要点●おへその両側の、やや下（瘀血点）
意外点●くるぶしから四横指上

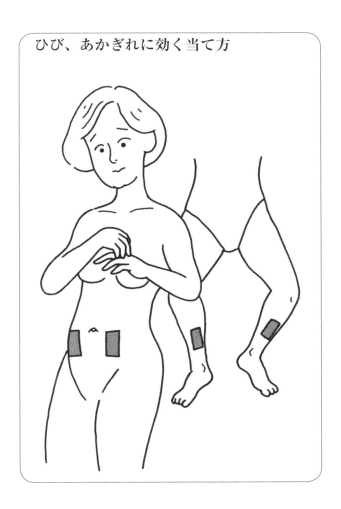
ひび、あかぎれに効く当て方

治療編　ヒステリー

女房がヒステリーで、困っています。いい手はありませんか？

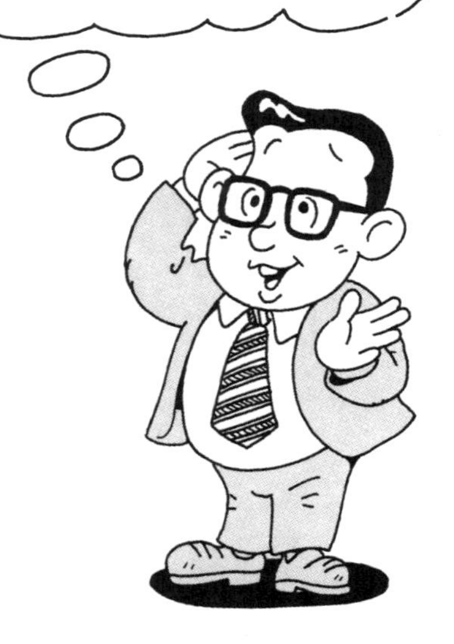

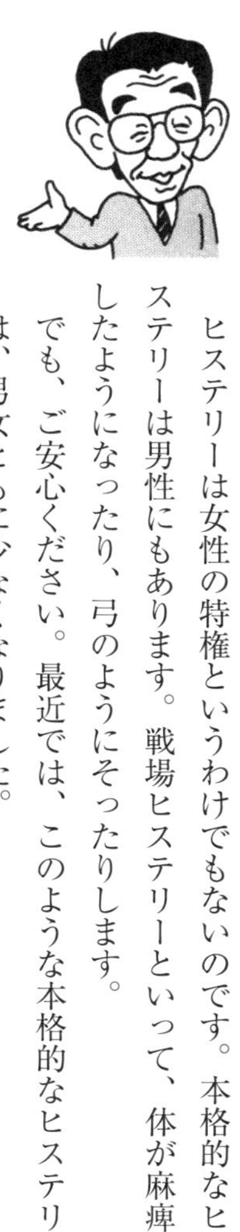

ヒステリーは女性の特権というわけでもないのです。本格的なヒステリーは男性にもあります。戦場ヒステリーといって、体が麻痺したようになったり、弓のようにそったりします。
でも、ご安心ください。最近では、このような本格的なヒステリーは、男女ともに少なくなりました。
ただ、女性の場合には、生理時のように、定期的に感情の抑制がきかなくなり、表面化するのです。「自己顕示欲が強いのに、自己がしっかりしていないタイプ。要求水準だけが高く、現実的でない性格」の人に多いようです。
さて、ご質問の女房どののヒステリーですが、更年期性ということもあります。「君子、あやうきに近よらず」で、遠くから温かく見守ってあげてください。

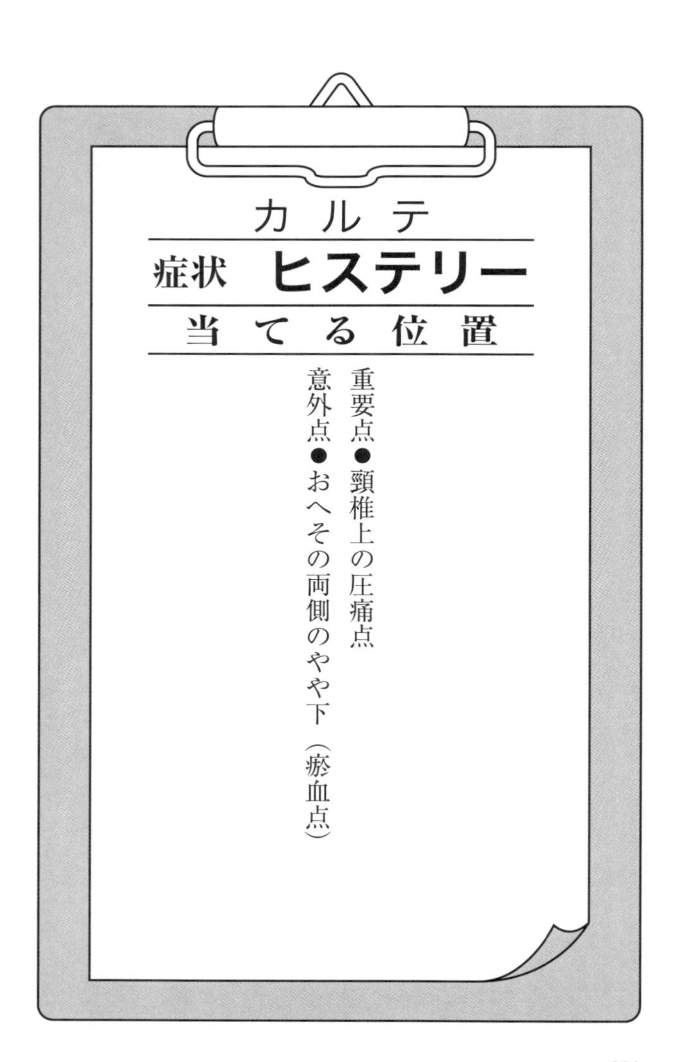
カルテ
症状　ヒステリー
当てる位置
重要点●頸椎上の圧痛点
意外点●おへその両側のやや下（瘀血点）

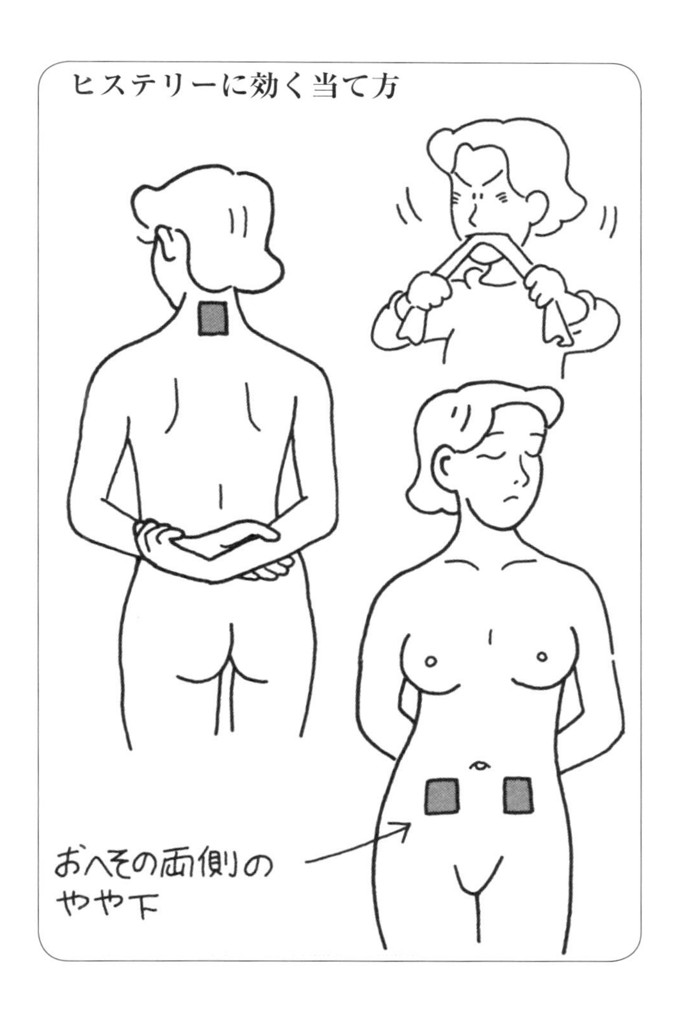
ヒステリーに効く当て方
おへその両側の
やや下

治療編　二日酔い

二日酔いから解放される方法を教えてください。

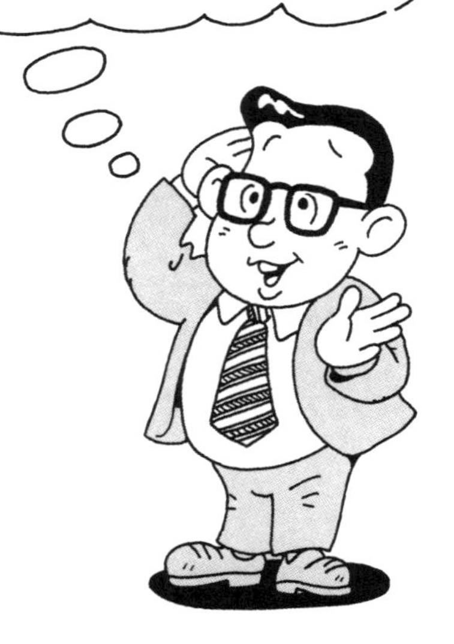

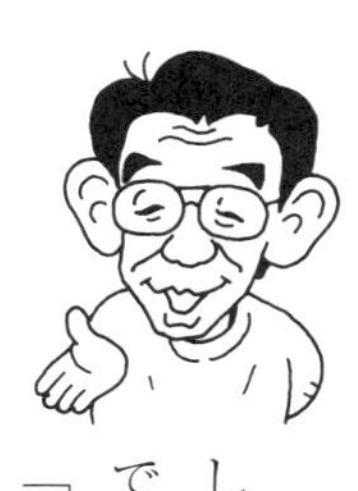

二日酔いはつらいですな。経験者でなければ、わからない地獄でしょう。さらにですよ、二日酔いにはとんでもないおまけがつくのです。それは、特有の「ユーウツ感」です。「なぜ、おれはこんなに深酒をするんだろう。まったくだめな人間だ」とくるのです。

こうしたユーウツ感は、アルコール特有のもので、他の薬物中毒にはみられないものです。二日酔いの真犯人は、ご存知のアセトアルデヒドです。でも、一晩たったあとは、アルコールもアセトアルデヒドも、分解されて消えているのです。ですから、二日酔い特有のユーウツ感は、アルコールやアセトアルデヒドの「後遺症」と解釈されています。

さて、つらい二日酔いも、考え方を変えれば、なにかの役に立っているのです。それは、飲みすぎ防止です。「二日酔いがつらい。だから、このへんでやめておこう」といった具合です。

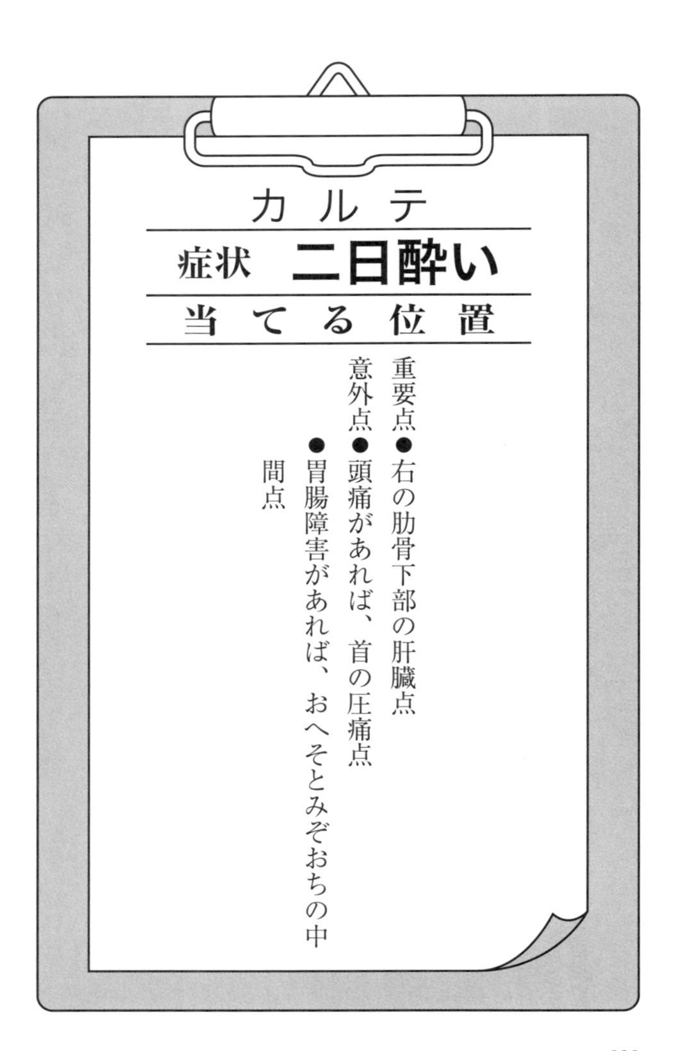
カルテ
症状　二日酔い
当てる位置
重要点●右の肋骨下部の肝臓点
意外点●頭痛があれば、首の圧痛点
●胃腸障害があれば、おへそとみぞおちの中間点

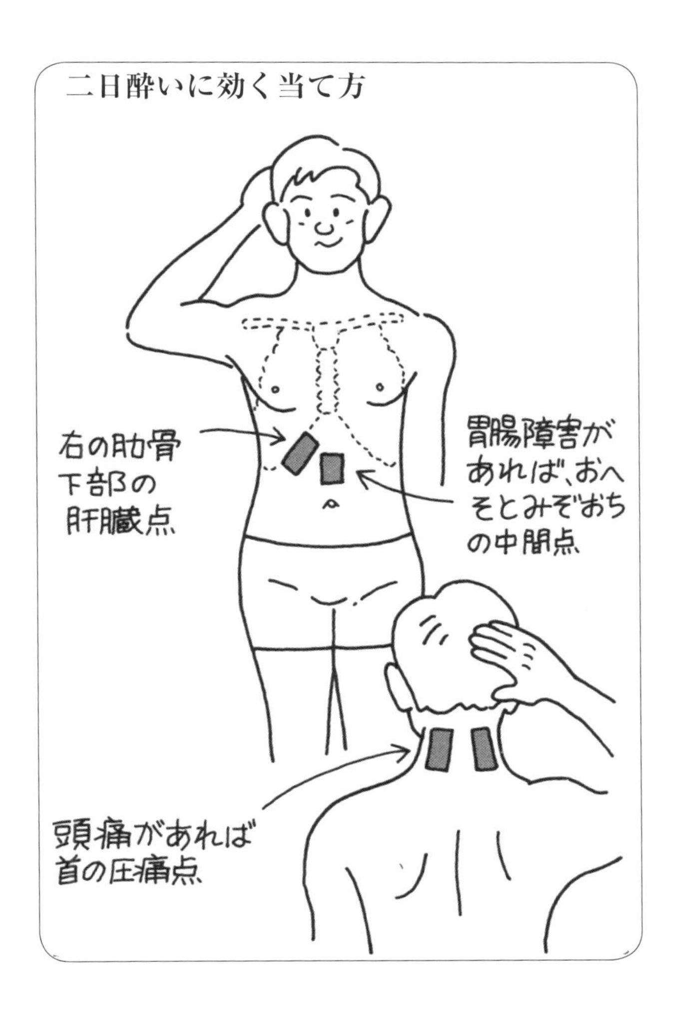
二日酔いに効く当て方
右の肋骨
下部の
肝臓点
胃腸障害が
あれば、おへ
そとみぞおち
の中間点
頭痛があれば
首の圧痛点

治療編　フケ

フケが多いのです。なんとかなりませんか？

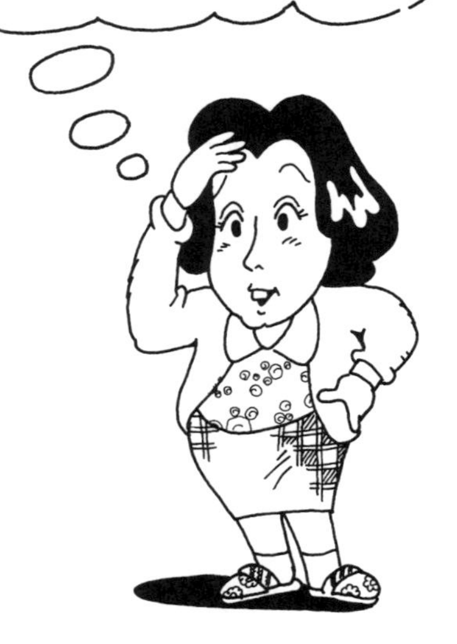

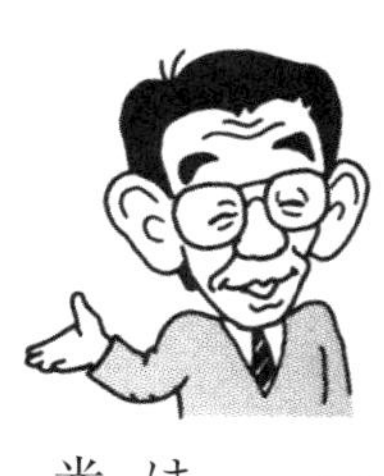

「フケ、嫌ね」
でも、フケはきわめて生理的なものなのです。毛のあるところには、必ず皮脂腺という、脂肪を分泌する腺があります。皮脂は毛に光沢や、しなやかさを与えているのです。
しかし、ときには皮脂の分泌がさかんになりすぎると、フケ化するのです。また、頭皮も関係します。頭皮が乾燥しすぎると、はがれ落ちる。これもフケです。
いずれにしても、フケは生理的なものです。といっても、不潔の代表として、嫌がられる。
こうした場合、ビタミン療法が効果的です。また、フケとストレスには深い関係があります。東洋医学では、フケを目安にして、処方を決定することもあるくらいです。

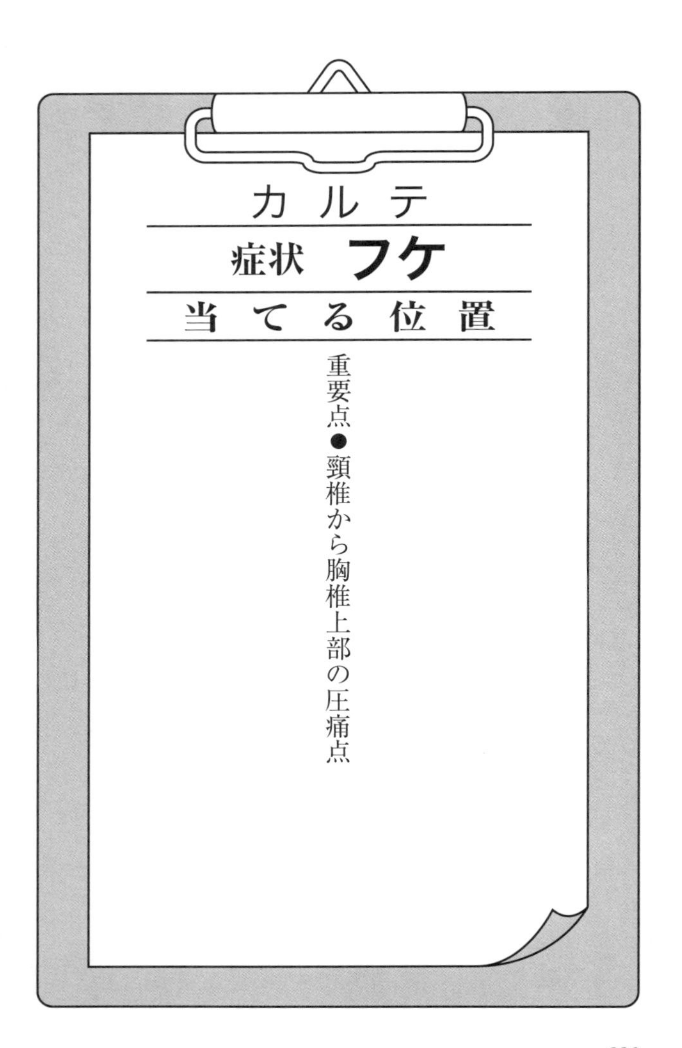
カルテ
症状　フケ
当てる位置
重要点●頸椎から胸椎上部の圧痛点

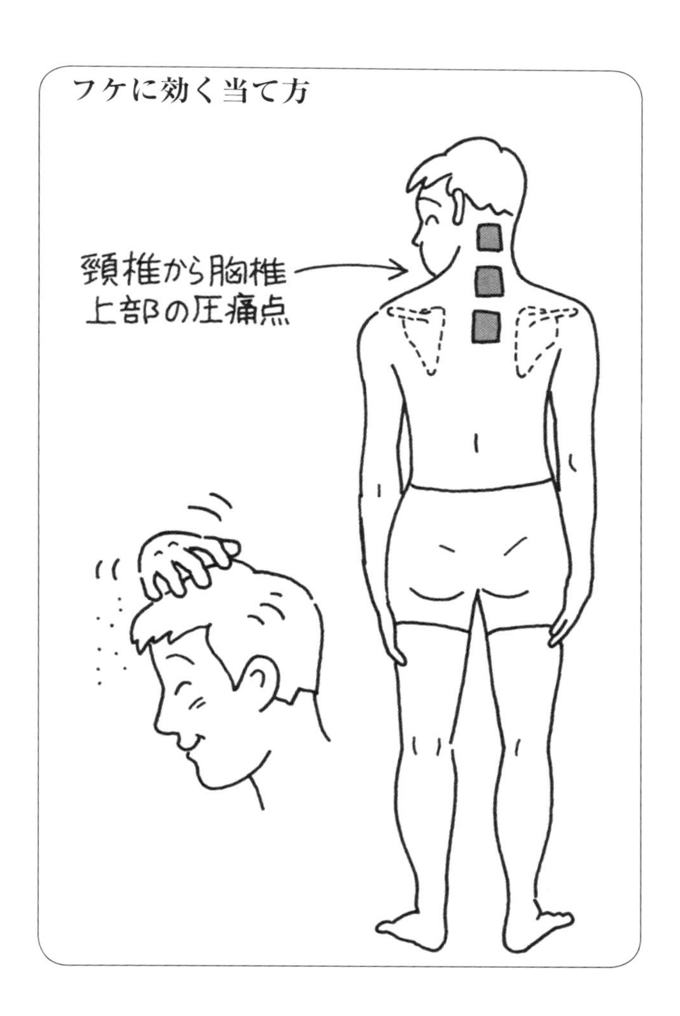
フケに効く当て方
頸椎から胸椎
上部の圧痛点

治療編　しゃっくり

しゃっくりがよく出て困っています。何かいい方法は？

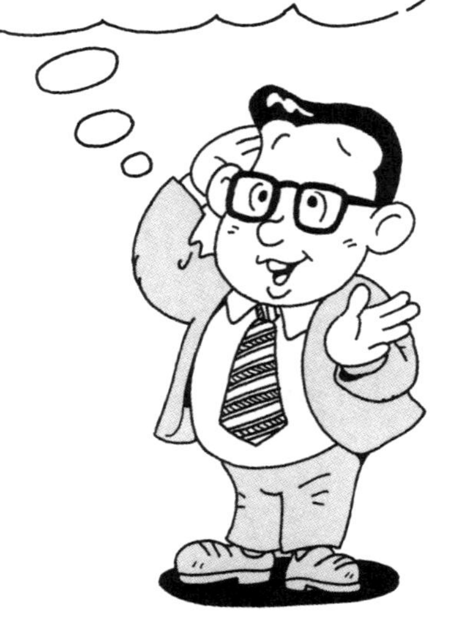

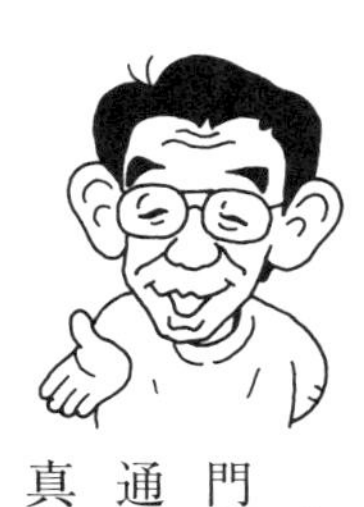

しゃっくりは横隔膜のケイレンです。普通、息をするときは、声門が開いています。開いた声門に、急に横隔膜のケイレンで空気が通る。そこで、「ヒック」という、とんでもない音が出るのです。真偽のほどは定かではありませんが。有名な政治家が、しゃっくりで困っていたそうです。もちろん名医が集まって治療をしても、一向に治らない。このとき、漢方医が柿のへたを煎じたものを与えました。すると、どうでしょう。あれほど頑固なしゃっくりがピタリと止まったのです。その漢方薬の名前が、柿蒂湯（していとう）です。

しゃっくりには、中枢性と末梢性の神経が関係しています。だから、治療法もややっこしいのです。

でも、しゃっくりの本当のおそろしさは、陰にかくれた病気たちです。肝炎、肝臓癌、噴門痙攣など、横隔膜に接触する肝臓や胃の病気がからんできます。「しゃっくりが三日続けば死ぬ」の言い伝えは、もちろん誤り。でも、かくれた病気にも注意してください。

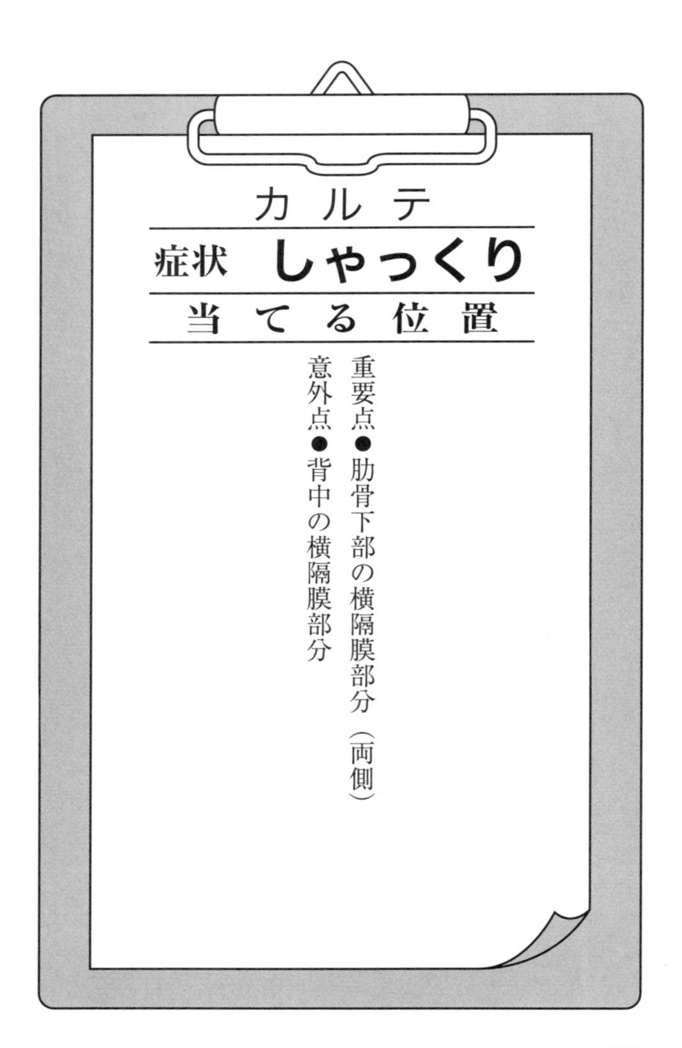
カルテ
症状 しゃっくり
当てる位置
重要点●肋骨下部の横隔膜部分（両側）
意外点●背中の横隔膜部分

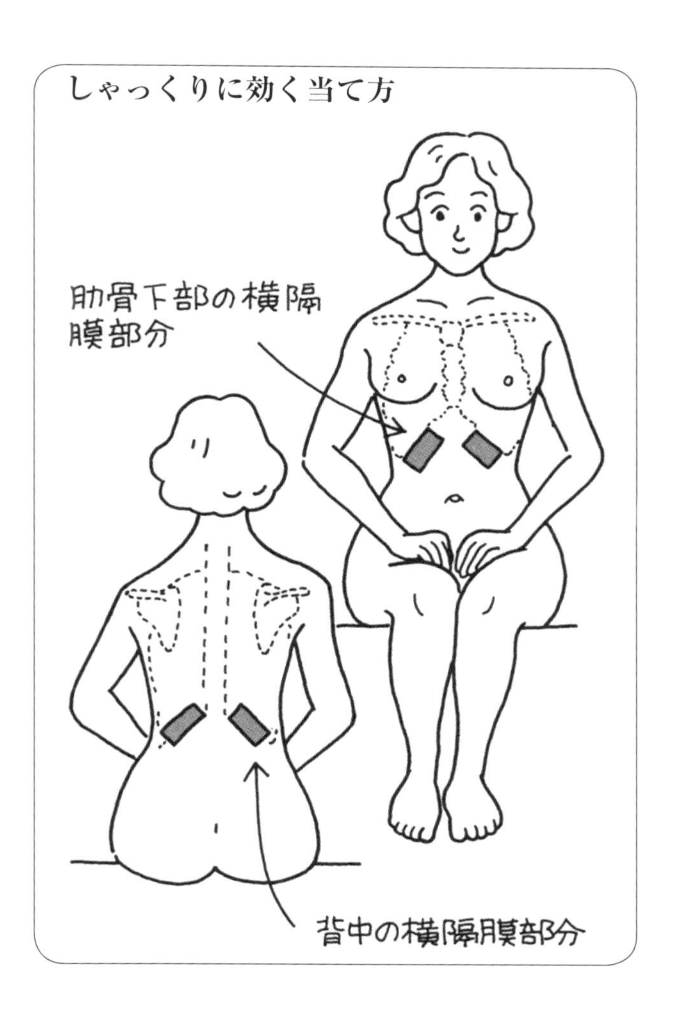
しゃっくりに効く当て方
肋骨下部の横隔
膜部分
背中の横隔膜部分

治療編　乗り物酔い

乗り物酔いで困っています。いい方法を教えてください。

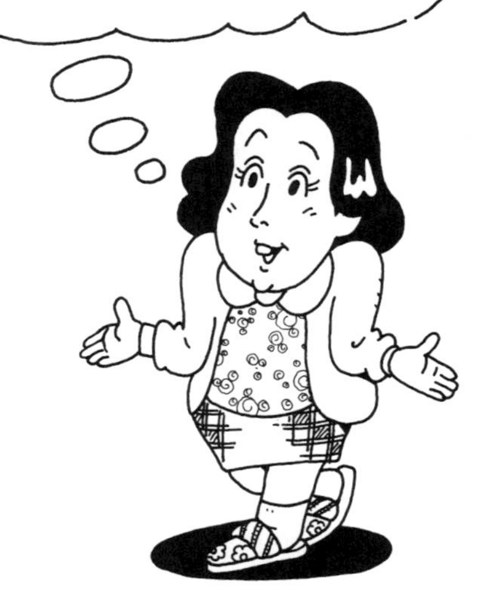

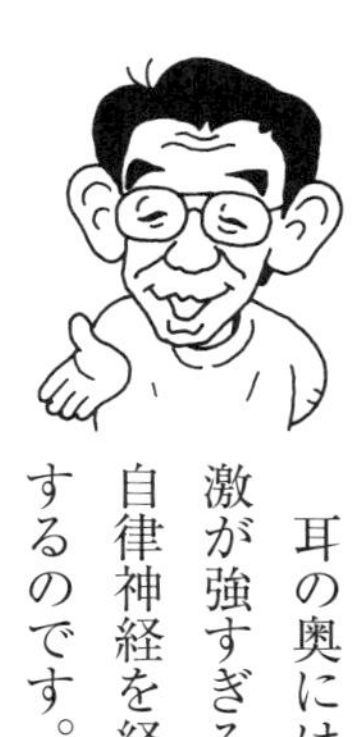

耳の奥には、三半規管と耳石器があります。これらの器官への刺激が強すぎると、体の位置、運動機能に混乱が生じます。そして、自律神経を経由して、顔が青くなったり、吐き気がしたり、頭痛がするのです。

でも、乗り物酔いをするのは、人間ばかりではありません。ペットの乗り物酔いのチャンピオンはイヌ。大型高級車でユーラリユーラリ。すると、イヌも酔ってしまう。大衆車では起こさないところがニクイのです。

乗り物酔い防止には、いろいろなクスリがあります。しかし、体調を整えることが先決です。睡眠不足、暴飲暴食、夫婦喧嘩の翌日などは、てきめんです。

また、中枢（脳）がからんでいるだけに、暗示効果も見逃せません。「酔うかもしれないわよ」という、お節介な暗示は、絶対にやめてください。

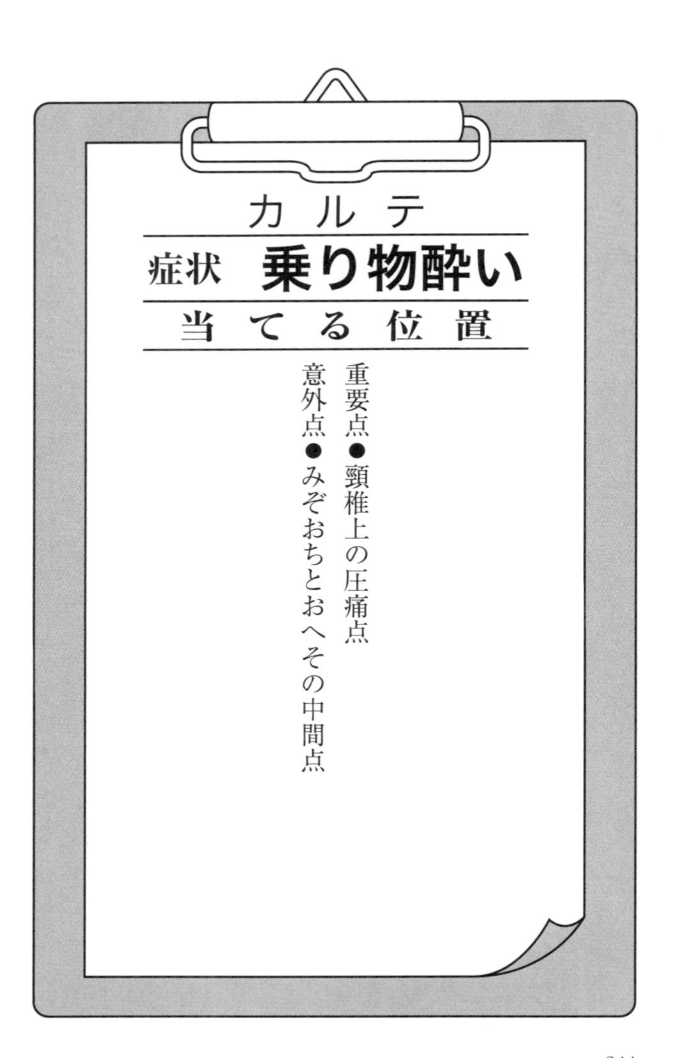
カルテ
症状　乗り物酔い
当てる位置
重要点●頸椎上の圧痛点
意外点●みぞおちとおへその中間点

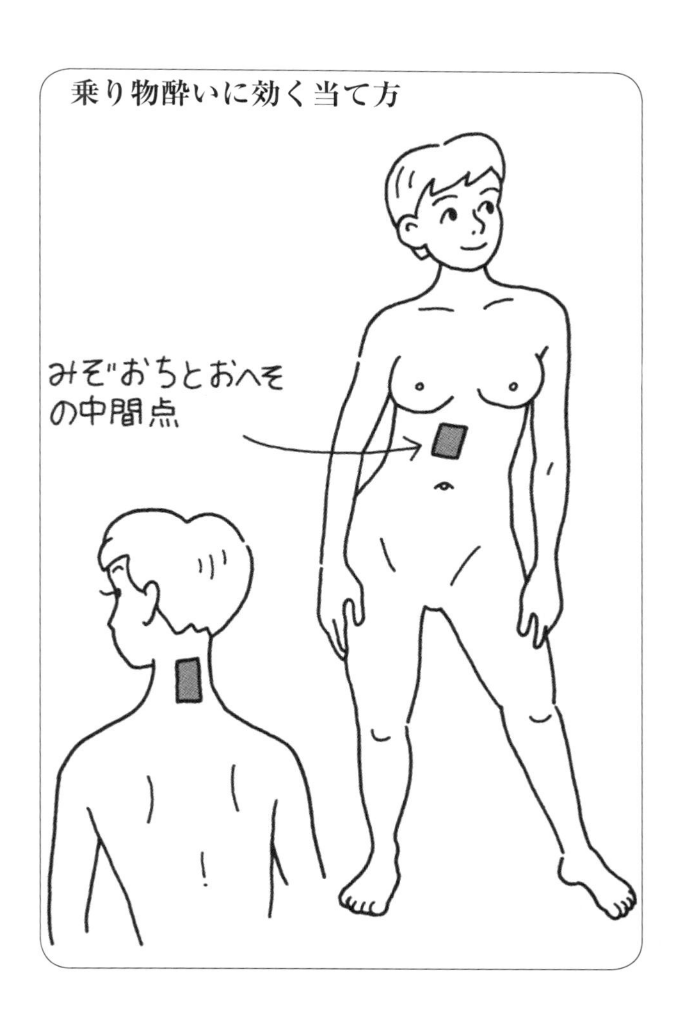
乗り物酔いに効く当て方
みぞおちとおへそ
の中間点

使い捨てカイロで
体をあたためるすごい！健康法

著　者　　松原　英多
発行者　　真船美保子
発行所　　KK ロングセラーズ
　　　　　東京都新宿区高田馬場 4-4-18　〒 169-0075
　　　　　電話（03）5937-6803（代）　振替 00120-7-145737
　　　　　http://www.kklong.co.jp
印刷・製本　中央精版印刷（株）

落丁・乱丁はお取り替えいたします。
※定価と発行日はカバーに表示してあります。
ISBN978-4-8454-5012-1　C2247　Printed In Japan 2017

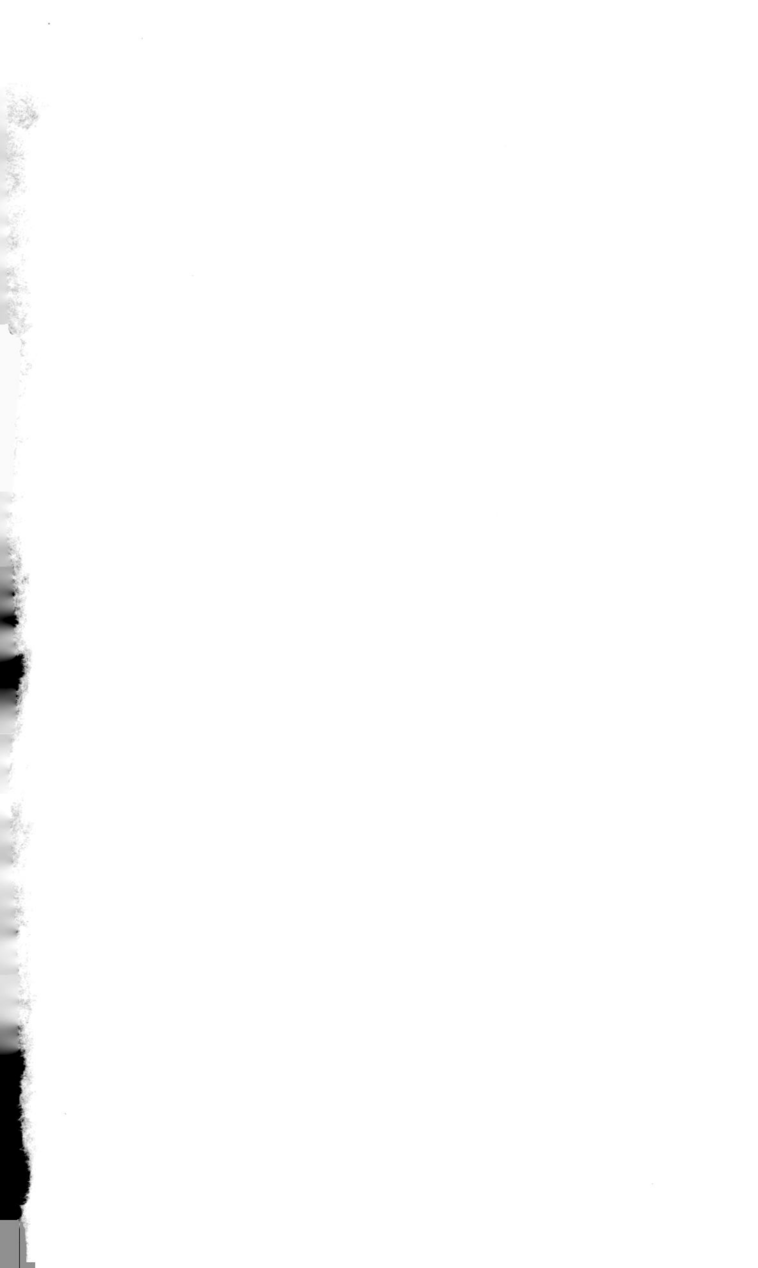